SUMÁRIO

Introdução

I – Em Busca do Homem: Por Uma Visão Integradora

II – Violência e Criminalidade

III – A Neurobiologia da Violência

IV – Neurociência e a Integração Mente – Corpo

V – A Prevenção da Violência

VI – Complexidade e Ética

VII – Neuroética: Para Onde Vamos?

Conclusão

Bibliografia

INTRODUÇÃO

"Pensar é se expor".

Hannah Arendt

O presente trabalho insere-se na área denominada Etologia do Direito, que estuda as relações entre as ciências biológicas, o comportamento humano e o direito, concentrando-se em quatro campos principais: fatores causais, interação entre os genes e o meio ambiente, evolução e prevenção.

Tem-se comprovado a existência de muitos neurotransmissores que afetam o comportamento humano, tais como a serotonina, dopamina, nor-adrenalina, GABA, testosterona, estrogênio, encefalinas e outros, os quais estão se tornando uma das chaves do desvendamento do funcionamento cerebral. Este trabalho faz uma revisão do papel dos neurotransmissores e os seus efeitos na gênese do comportamento violento, visando um diálogo interdisciplinar.

A agressão é produto da evolução e adaptação do comportamento humano, visando a integração com o meio ambiente, de maneira a ajudar na competição com os outros membros da espécie ou outros animais pelos recursos limitados e assegurar a sobrevivência do grupo.[1] Contudo, nas sociedades modernas, a agressão tem se tornado um grande problema social em escala mundial. Um dos motivos seria o seu enraizamento nos circuitos neuronais e nos padrões neuroquímicos do cérebro humano.

Para este trabalho, foram revistos e avaliados mais de 60 estudos e artigos produzidos internacionalmente, em busca das raízes neurobiológicas da violência e agressividade. De início, uma conclusão é evidente: o comportamento violento não resulta de uma simples causa, mas emerge de uma combinação de fatores de risco, dentre os quais tendências geneticamente herdadas, experiências traumáticas na infância, pobreza, deficiência nutricional, que interagem no indivíduo e no grupo social ao qual ele pertence.

O diferencial deste trabalho é chamar a atenção para os fatores individuais que predispõem ao comportamento violento e anti-social, especialmente os fatores

---

[1] MATSON, 2003.

neurobiológicos, num contraponto aos estudos que reduzem a violência a fatores econômicos e sociais. O objetivo é propor o estudo do comportamento violento e impulsivo através de uma epistemologia complexa, baseada nos princípios de Edgard Morin, acompanhando as mudanças epistemológicas inseridas em todas as áreas do conhecimento com as descobertas da física quântica e do princípio da incerteza de Ilya Prigogine.

O objetivo final, o *telos* do estudo da neurobiologia da violência visa uma ética que integre o indivíduo em sua totalidade, mente e corpo, numa construção que principia com os estudos de Spinoza e a sua ética dos afetos e se constrói em nossos dias através da neuroética, a ética da biorregulação e a ética da alteridade de Emmanuel Levinas, onde o Outro, o Rosto, é uma exposição à violência, mas ao mesmo tempo é aquilo que não nos permite matar.

Como diz o neurologista Ramachandran, buscou-se atravessar o abismo que separa "as duas culturas": as ciências exatas e as ciências humanas.[2] O princípio da totalidade sem costura de Böhn diz que todas as coisas no Universo estão interconectadas. Comenta João Magueijo[3]

---

[2] RAMACHANDRAN, 2005.
[3] MAGUEIJO, 2003.

que isso significa a necessidade da tolerância e respeito para todas as instâncias do pensamento humano, visto que nenhuma área do conhecimento dá conta do todo. Para o entendimento do comportamento humano, todas as instâncias do conhecimento são necessárias e todas elas são insuficientes. O objetivo deste estudo é contribuir com a sua parte no todo.

(Este livro foi primeiramente publicado em Dezembro de 2007 pela Scortecci Editora ISBN 978-85-366-0953-9).

6

I – EM BUSCA DO HOMEM: POR UMA VISÃO INTEGRADORA

A epistemologia da complexidade pressupõe uma leitura transdisciplinar do fenômeno da violência. De acordo com o cientista político e criminologista Matthew Robinson[4], a perspectiva transdisciplinar envolve uma integração de contribuições de todas as disciplinas em busca da interação no estudo de determinado fenômeno. Transdisciplinariedade pressupõe integração e síntese do conhecimento, objetivando mais do que um simples somatório dos diversos aspectos de um mesmo fenômeno.

A epistemologia da complexidade vê o mundo como um todo indissociável, propondo uma abordagem multidisciplinar para a construção do conhecimento. De acordo com Fritjof Capra[5] tem surgido nos últimos anos

---

[4] ROBINSON, p. 34.
[5] CAPRA, p. 19.

uma nova linguagem voltada para o entendimento dos sistemas da vida, complexos e integrativos. Ela tem sido chamada de diversos nomes, tais como: "teoria dos sistemas dinâmicos", "teoria da complexidade", "dinâmica de rede", etc., visando uma abordagem integrada da compreensão da vida.

Capra diz que, na moderna física, o universo é vislumbrado como um todo dinâmico e inseparável, que inclui também o observador, numa experiência em que os conceitos tradicionais de espaço e tempo, de objetos isolados e de causa e efeito perdem o seu significado.[6]

Essa visão é uma reviravolta na concepção do mundo estabelecida a partir dos séculos XVI e XVII, em que o universo é concebido como uma máquina, baseada nas descobertas de Copérnico, Galileu, Descartes, Bacon e Newton, no que viria a ser chamado de Revolução Científica.

Galileu restringiu a ciência ao estudo dos fenômenos que podem ser medidos e quantificados. Entre os anos de 1613 e 1616, ele realiza uma vigorosa defesa da

---

[6] CAPRA, p. 68.

liberdade da pesquisa científica e da universalidade da razão, visando à autonomia do estudo científico.

A partir da demonstração das manchas solares, Galileu estabelece que os corpos celestes sofrem alterações. Com isso, ele refuta o princípio aristotélico cosmológico da incorruptibilidade, imutabilidade e inalterabilidade do mundo celeste. A partir daí, baseado na concepção de cientificidade e superioridade da matemática, Galileu estabelece um programa matemático em busca da matematização da natureza.[7]

Galileu se baseia no trabalho de Copérnico, que desestabilizou a crença de que a Terra seria o centro do universo. No seu livro, Galileu contrapõe o universo copernicano ao universo ptolomaico. Neste último, o lugar central do observador terrestre imóvel é a lei daquilo que é. Copérnico, ao descentralizar o observador e colocá-lo em movimento introduz a subjetividade e relatividade do saber, opondo-se diretamente ao conjunto organizado do saber, da ciência, da religião e do senso comum da época. Diz Copérnico: "Que outra coisa é a Terra, continente ou globo terrestre, senão uma ilha maior do que as outras?" Como o comenta Pablo Mariconda:

---
[7] GALILEI, pp 17-25.

Se é verdade que, como supõe Copérnico, a Terra é um planeta e o Sol é o centro do sistema do qual ela faz parte, então pode-se por em dúvida a existência do centro do universo. Isso significa que não apenas o homem é retirado do centro e posto em movimento, mas agora nem mesmo se sabe se existe um centro do universo. É o aumento da incerteza da cosmologia. Não se sabe mais se o universo tem centro; se tem forma; qual é o seu tamanho; e, em suma, se ele constitui um sistema.[8]

Galileu associa a perfeição e completude do método científico com a universalidade do juízo científico. De acordo com Mariconda:

> Galileu não pretende reformar o Organon, como o faz Bacon, nem dar ao método um domínio próprio e um tratamento sistemático, propondo-o como propedêutica ao conhecimento científico, como o fará Descartes. O que Galileu faz é reinvindicar a suficiência do método científico para decidir acerca das questões naturais, para as quais se pode usar a experiência, o discurso e o intelecto, em suma, para as quais se pode empregar a razão natural.[9]

---

[8] GALILEI, Idem, p. 27.
[9] GALILEI, p. 31.

De acordo com Baumer, Galileu chegou próximo de elaborar o dualismo do século XVII, ou teoria das duas substâncias, a qual foi desenvolvida por Descartes. René Descartes criou o método do pensamento analítico, no qual se fragmentam fenômenos complexos em pedaços, no intuito de entender o comportamento do todo a partir das propriedades das suas partes. Escreveu Descartes, no Discurso do Método, que, com o uso da razão, poderia ser encontrada uma filosofia prática, que ensinasse como conhecer o funcionamento da natureza, levando os homens a tornarem-se mestres e dominadores da natureza.

Descartes foi quem primeiro tentou uma sistematização da teoria do conhecimento, no seu livro Discurso do Método. Ele baseou o seu método em dois reinos independentes e separados: o reino do espírito e o reino da matéria, ou o reino do pensamento e o reino da extensão. Era a antiga dicotomia corpo/espírito de Platão, que fôra apropriada na visão religiosa da teologia cristã da Idade Média, transformada então em método do conhecimento científico.

Descartes enfatizava a separação entre razão e emoção, a qual deve ser controlada pela razão. No seu livro As Paixões da Alma, ele conclui: "Não há alma tão fraca que não seja capaz, se bem dirigida, de adquirir um poder absoluto sobre as suas paixões". "O principal uso da prudência ou do autodomínio é que ele nos ensina a sermos senhores das nossas paixões".[10]

Descartes vê a religião separada do estudo da natureza, vendo Deus como ausente, ou transcendente. Nesse sentido, diz Baumer:

> No interesse da ciência, Descartes reduziu a actividade divina no mundo, embora não a tivesse eliminado por completo. O quadro que descreve no quinto capítulo do Discurso do Método é de um universo que se movimenta sozinho, uma vez que Deus criou originalmente a matéria, o movimento e as leis naturais, incluindo a lei da inércia. Na filosofia de Descartes, Deus tem primariamente a função de garantir a máquina do mundo, de lhe dar segurança e confiança.[11]

No seu livro Novum Organum, Bacon estabeleceu ser a filosofia natural a grande mãe das ciências, a partir da qual as outras nasceriam. A filosofia natural tinha como objeto de estudo a natureza, referindo-se principalmente à física e à mecânica. Bacon afirmava o direito do homem sobre a natureza e pregava a extensão do poder e domínio

[10] BAUMER, p.110.
[11] BAUMER, Idem, p. 95.

do homem sobre todo o universo. O fim do conhecimento seria a descoberta das causas e dos movimentos secretos de todas as coisas, e a expansão do senhorio do homem sobre o mundo. Para Francis Bacon, o conhecimento científico tem por objetivo servir o homem e dar-lhe poder sobre a natureza. Saber é poder. O conhecimento resulta da observação e experimentação regulada pelo raciocínio indutivo.

Como resultado, o mundo passou a ser visto como uma máquina perfeita governada por leis matemáticas exatas. Isso foi completado por Newton, na mecânica, e William Harvey, na biologia, para explicar o fenômeno da circulação sanguínea.

Como diz o físico João Magueijo, a visão do mundo de Newton é determinista e causal. Seria caracterizada por um sistema de equações que permitiria determinar de forma exata o futuro de cada partícula do universo, a partir do seu comportamento no instante presente, unindo causa e efeito numa cadeia mecânica perfeita. Disse Newton: "Tempo absoluto, verdadeiro e matemático, de si mesmo e por sua própria natureza, fluindo uniformemente, sem consideração por qualquer coisa externa".[12] Para Magueijo, "o mundo

---

[12] CAPRA, p. 49.

newtoniano tem tanto significado e tanta finalidade como uma boneca mecânica, no que não podia ser mais diferente de um acto de amor."[13]

Seguindo o modelo mecanicista da ciência de Newton, Laplace enfatiza:

> Um intelecto que, num dado instante, conheça todas as forças que estejam atuando na natureza, e as posições de todas as coisas das quais o mundo é constituído... abraçaria, na mesma fórmula, os movimentos dos maiores corpos do universo e os dos menores átomos; nada seria incerto para ele, e o futuro, assim como o passado, estaria presente aos seus olhos.[14]

É importante ressaltar a estrutura não-linear da história. No séc. XIX, o movimento romântico de Blake e Goethe, que via a natureza como "um grande todo harmonioso"[15] e a filosofia de Kant, que foi o primeiro a falar de auto-organização dos seres vivos, surgiu como contraponto à visão mecanicista do mundo, embora Kant ainda se mantivesse preso às concepções espaço-temporais desenvolvidas por Newton. Humboldt via o Globo como

---

[13] MAGUEIJO, p.201.
[14] CAPRA, p.151.

[15] CAPRA, p.35.

um grande todo, tendo o clima como grande força unificadora, em interação com os seres vivos e a crosta da terra, surgindo a partir daí a idéia da Terra como Gaia, um planeta vivo.

Porém o mecanicismo retorna na segunda metade do século XIX, com o aperfeiçoamento do microscópio, a evolução darwiniana e as leis da hereditariedade, culminando no reducionismo de uma causa microbiana para todas as doenças, a partir das descobertas de Pasteur. A própria criminologia retrocede com as idéias deterministas de Lombroso. Cesare Lombroso tentou relacionar certas características físicas, tais como o tamanho da mandíbula, à psicopatologia criminal, estabelecendo a existência de carcterísticas inatas de indivíduos sociopatas e com comportamento criminal.

Assim, a abordagem de Lombroso é produto da frenologia, criada pelo físico alemão Franz Joseph Gall no começo do século XIX e estreitamente relacionada a outros campos da caracterologia e fisiognomia (estudo das propriedades mentais a partir da fisionomia do indivíduo). Sua teoria foi cientificamente desacreditada, mas Lombroso tinha em mente chamar a atenção para a importância de estudos científicos da mente criminosa, um campo que se tornou conhecido como antropologia criminal.

Tudo isso cai por terra no século XX com as descobertas da própria ciência, que sacodem as idéias de juízo de certeza e busca da verdade dentro do conhecimento científico. E a grande propulsora da mudança do paradigma científico é a física quântica, com a descoberta de que os objetos materiais sólidos da física clássica se dissolvem, no nível subatômico, em padrões de probabilidade semelhantes a ondas. E mais, os padrões não são de probabilidades de coisas, mas probabilidades de interconexões. As partículas só têm significado como interconexões ou correlações e não como entidades isoladas.

Essa visão do mundo relembra o pensamento filosófico de Spinoza, ainda no século XVII, contemporâneo de Descartes, que relaciona a identidade de cada ser por meio das relações. Ele diz que o indivíduo é constituído por outros corpos que entram na sua composição, e que esses corpos são partículas infinitamente pequenas, que só se distinguem umas das outras através das relações. A distinção das coisas (a identidade) vem a partir das relações, e não da matéria em si.[16]

Fritjof Capra, comentando a relação entre estrutura e mudança nos seres vivos, diz:

> Desde os primeiros dias da biologia, filósofos e cientistas têm notado que as formas vivas, de muitas maneiras aparentemente misteriosas, combinam a estabilidade da estrutura com a fluidez da mudança. Como redemoinhos de água, elas dependem de um fluxo constante de matéria através delas; como chamas, transformam os materiais de que se nutrem para manter sua atividade e para crescer; mas, diferentemente dos redemoinhos ou das chamas, as estruturas vivas também se desenvolvem, reproduzem e evoluem.[17]

Na década de 40, Ludwig von Bertalanffy deu a essas estruturas o nome de "sistemas abertos", para demonstrar o fato de precisarem de fluxos contínuos de energia e de recursos, de troca com o mundo exterior. E criou o termo Fliessgleichgewicht ("equilíbrio fluente"), para expressar a simultaneidade de equilíbrio e fluxo, estrutura e mudança, nas formas vivas.

A seguir, Ilya Prigogine desenvolve a teoria das estruturas dissipativas, combinando as idéias de estrutura e dissipativa para expressar as tendências aparentemente

---
[16] SPINOZA, 1996.
[17] CAPRA, p. 147.

contraditórias que existem nos seres vivos, e inclui em conjunto com a idéia de equilíbrio a presença de pontos de instabilidade, de onde novas estruturas e novas formas de ordem podem emergir. Com isso, muda a perspectiva da ordem para a desordem, do ser para o devir (o vir-a-ser).

Prigogine demonstra que as características de uma estrutura dissipativa não podem ser derivadas das propriedades de suas partes, mas decorrem do que chamou de "organização supramolecular". A indeterminação é outra característica da sua teoria. Qual caminho o sistema tomará depende da sua história e das condições externas, e nunca pode ser previsto. Diz Prigogine: "o conhecimento científico nos oferece apenas uma janela limitada para o universo".

Outra característica importante dos sistemas é a sua irreversibilidade, que para Prigogine "é o mecanismo que produz ordem a partir do caos". Ao contrário do mundo determinista de Newton, onde não existe história nem criatividade, no mundo de Prigogine "o futuro é incerto e essa incerteza está no cerne da criatividade".[18]

---

[18] CAPRA, p. 158.

A física quântica mostra que não se pode decompor o mundo em unidades elementares independentes. A natureza aparece como uma complexa teia de relações entre as várias partes de um todo unificado. Heisenberg, um dos pais da física quântica, diz: "O mundo aparece assim como um complicado tecido de eventos, no qual conexões de diferentes tipos se alternam, se sobrepõem ou se combinam e, por meio disso, determinam a textura do todo."[19]

É partindo do mesmo conceito de complexidade e textura do todo que Edgar Morin cria a teoria da complexidade. A palavra complexidade significa: o que é tecido em conjunto. Para Morin, a complexidade é um tecido que associa o uno e o múltiplo e a convivência com a ambivalência. O conhecimento serve para interpretar os aspectos ambíguos (os paradoxos) da realidade, sem desconsiderar sua multidimensionalidade.[20] O conhecimento seria por ordem na desordem, clarificar, distinguir, evitando porém o reducionismo e a cegueira intelectual, abrindo espaço para a criatividade e o caos.

Complexidade não se traduz em inalcançabilidade, mas em abertura. Atitude esta que se traduz em uma ética

---

[19] CAPRA, Idem, p.42
[20] MORIN, Edgar p.6

da alteridade, pelo contato entre os diversos campos do saber além de uma simples inclusão hierárquica, em busca de uma integração harmônica, onde nenhuma disciplina per se é detentora da verdade.

A ética da alteridade, como proposta por Levinas, é a ética da responsabilidade, que se contrapõe à neutralidade e à indiferença. Responsabilidade que vai além do que é produto da minha falta ou da minha ação, numa anterioridade de "um passado irredutível a um presente que teria sido"[21], ou seja, significância de um passado fora de toda representação, "de toda referência ao presente rememorado". "Significância de um passado que me concerne, que 'me diz respeito' ('me regarde'), que é 'meu negócio.'" E ainda responsabilidade por um futuro que rompe o tempo sincronizável da representação, que permanece durante toda a minha duração, para além do que me acontece.

---

[21] LEVINAS, p.220.

II – Violência e Criminalidade

A violência e a agressão são consideradas alguns dos maiores problemas sociais e de saúde pública dos últimos anos. Nos Estados Unidos, em 2005, foram praticados 1.360.695 crimes violentos, conforme o Uniform Crime Report, do FBI[22], resultando em sofrimento humano e o gasto de bilhões de dólares à sociedade. Na América Latina, de acordo com o estudo de Briceño-Leon[23], as mortes após um fim de semana normal em Caracas, Medellin ou São Paulo são em maior quantidade do que as que ocorriam no Kosovo durante a guerra. Segundo a OMS (Organização Mundial da Saúde), a violência é a primeira causa de morte entre as pessoas de 15 a 44 anos de idade.

No Brasil, segundo relatório da Secretaria Nacional de Segurança Pública (SENASP), em 1980 os homicídios

---

[22] Federal Bureau of Investigation. Uniform Crime Report. Washington, 2006.
[23] BRICEÑO-LEON, 2002.

representavam 19,8% do total de mortes por causa externas. Em 2003, passaram arepresentar 40,3% do total de mortes.[24]

A violência costuma ser confundida com criminalidade, porém, além do comportamento violento nem sempre corresponder a comportamento criminoso, o crime em si não existe na natureza, categorizado de maneira automática. Crime é o que o sistema jurídico diz que é. Para o nosso sistema penal, crime é todo ato típico, ilícito e culpável, e o Código Penal tipifica as condutas que são categorizadas como tal.

A violência, por seu turno, também se apresenta de várias formas. Uma maneira de dividi-la nos seus múltiplos aspectos seria[25]:

- Violência social: (em seus dois aspectos: delinqüência de rua e crime organizado).

- Violência interpessoal (incluídos aí os crimes passionais, a violência contra a mulher, o abuso infantil, etc.)

---

[24] SENASP/ Ministério da Justiça. Guia Para a Prevenção do Crime e da Violência, Brasília: 2005.
[25] SILVA, 2003.

- Violência civil (como no caso dos sem-terra, sem-teto, mobilizações localizadas da sociedade, etc. – é a violência esparsa e difusa).

- Violência estatal (por exemplo, a violência policial)

Deve-se evitar qualquer tipo de determinismo para explicar a violência e a criminalidade, seja este embasado no indivíduo (determinismo biológico ou psicológico), seja o mesmo fundamentado no ambiente (determinismo econômico e social). Como dizem Strueber, Lueck e Roth[26], "o comportamento violento nunca resulta de uma única causa. Porém ele deriva de uma rede complexa de fatores relacionados, alguns genéticos e outros ambientais".

Briceño-Leon[27] demonstra que os próprios fatores sociais tomados isoladamente constituem uma complexa combinação de empobrecimento, baixa educação, cultura de consumo, desigualdade, sensação geral de impunidade, deficiências no sistema penal, perda da função dissuasiva da pena, etc., para além de uma análise simplista da pobreza ou miséria como causa única da violência.

---

[26] STRUEBER, p. 86.
[27] BRICEÑO-LEON, 2002

A violência pode ser definida como a falha do comportamento humano em reconhecer os limites entre agressão aceitável e inaceitável. A violência é um elemento estrutural, intrínseco ao fato social, aparecendo em todas as sociedades.

A violência pode tomar múltiplas formas. A sua definição mais simples consiste no ato de infligir dano físico ou injúria a uma pessoa. A Organização Mundial da Saúde caracteriza violência como incluindo o homicídio, suicídio, comportamentos de risco, como beber e dirigir, além da violência social e coletiva, como guerra, genocídio e terrorismo. Uma definição mais abrangente inclui atos de bullying ou intimidação e negligência que possam gerar comportamento violento, além da violência estrutural na forma de discriminação econômica, política ou social.[28]

A gênese da violência é multifatorial. A violência social deriva da interconexão de fatores biológicos, psicológicos e sociais, e qualquer abordagem fragmentária está longe de se realizar. Estudos recentes têm demonstrado que as experiências violentas alteram a neurobiologia do cérebro, conforme o psicofarmacologista e pesquisador Klaus Miczek. "Os genes podem se expressar, os genes

---
[28] ZANDONELLA, 2006.

podem ser suprimidos, dependendo das experiências violentas. O estudo da biologia e agressão inclui muito mais do que se buscar uma predisposição genética isolada."[29]

Durante muito tempo, a prevenção da violência tem se realizado através de preceitos morais e a ameaça da punição. A despeito disso, a violência tem sido uma das principais causas de morte em todo mundo. O atual sistema de justiça criminal não evita o crime, mas reforça a carreira criminal.

De acordo com a escola do interacionismo simbólico, as pessoas se auto-definem de acordo com o modo como os outros os vêem. Os indivíduos constroem o significado para as suas vidas baseado nas interações com os outros, formando a sua identidade ou auto-imagem através do papel que ocupam dentro dos seus grupos de referência.

Um cuidado necessário em qualquer estudo individual é evitar a rotulação ou o etiquetamento prévio, de maneira a não se produzir o "sel-fulfilling prophecy", a profecia auto-cumprida, que produz precisamente o que se está tentando evitar. Tem-se que reconhecer que não

---

[29] MICZEK, 2006.

existem delinqüentes por natureza, e que a próprio conceito de desvio é socialmente produzido. A sociedade cria o desvio ao elaborar as normas e então rotula as pessoas por violarem essas mesmas normas.

Isso não significa que para prevenir o comportamento anti-social basta deixar de reconhecê-lo. Isso apenas eliminaria o conceito de anti-social, ou desviante, mas os comportamentos continuarão ocorrendo. O estudo criminológico fundado tão-somente em fatores sociais assume erradamente que todas as pessoas são afetadas de igual maneira e que as diferenças individuais não contam para o fato de alguns indivíduos produzirem comportamentos anti-sociais e outros não, dentro do mesmo ambiente social.

Qualquer abordagem individual deve ser restaurativa e holística, e não destrutiva. A ciência tem buscado outras formas mais adequadas de se lidar com o comportamento agressivo e anti-social além da atuação clássica do direito penal de punição e repressão, que tem se revelado ineficaz. Intenta-se aprimorar o potencial e a qualidade de vida, contrapondo os fatores de risco com fatores protetores correspondentes.

Sabe-se que a punição, em vez de reprimir a violência, torna-se o mais forte estímulo para o comportamento violento. Como disse Gilligan, psicólogo do sistema prisional americano: "Hoje as prisões tratam os homens como animais, e então nos surpreendemos quando os detentos agem como animais"[30]

---

[30] GILLIGAN, 2006.

III – A Neurobiologia da Violência

O cérebro não é constituído de locais anatômicos estanques especializados em determinadas funções, como se pensava, mas deve ser visto como um sistema complexo de estruturas interrelacionadas.

Os neurônios não são células isoladas, mas eles se comunicam uns com os outros, e fazendo isso, mudam as suas estruturas e suas inter-relações.

O cérebro é, portanto, um órgão ativo, que requer constante integração entre neurônios distantes de maneira a integrar a atividade de módulos diversos. Os neurotransmissores são a maneira como os neurônios se comunicam. Quando um neurônio dispara, um impulso elétrico é transmitido na superfície da célula. Para que isso aconteça, um evento químico ocorre na junção (sinapse) que conecta um neurônio ao outro. Esses eventos químicos são como uma chave na fechadura, e são mediados pelosneurotransmissores.

Os neurônios são células cerebrais que interagem entre si formando vasta rede de comunicação. Nossos humores, pensamentos e comportamento são produto da informação que flui entre essa rede. Os neurotransmissores são as substâncias químicas que regulam o fluxo de informação entre os neurônios. O sítio receptor na sinapse que é disparado pelo neurotransmissor encaixa-se na forma da molécula.

Portanto, neurônios diferentes são disparados por diferentes neurotransmissores. Mais de 50 moléculas têm sido identificadas como neurotransmissores, mas somente algumas têm sido implicadas no comportamento agressivo humano. Dentre essas, algumas das mais importantes são as monoaminas: serotonina, nor-adrenalina e dopamina.[31]

Os neurônios serotoninérgicos estão localizados em agrupamentos celulares localizados nas regiões da linha média e da rafe da ponte e do tronco cerebral superior. Dessas regiões saem projeções ascendentes e descendentes para várias estruturas do Sistema Nervoso Central. A projeção ascendente estende-se ao hipocampo, tálamo e hipotálamo, enquanto que a descendente projeta-se até a medula e o cordão espinhal.

---

[31] BERMAN e COCCARO, pp. 303-318.

Visto que a serotonina não atravessa a barreira hemato-encefálica, ela precisa ser sintetizadapelas células cerebrais. A síntese começa com a captação do aminoácido triptofano. A hidroxilação do triptofano pela enzima triptofano-hidroxilase resulta em 5-Hidroxitriptofano (5-HTTP), que é então descarboxilado para produzir serotonina (5-HT).

Finalmente, a serotonina é desaminada pela Monoamino Oxidase para produzir o metabólito estável Ácido 5-Hidroxi-indol-acético (5-HIAA). O 5-HIAA é então transportado para o canal central do cordão espinhal através de um sistema de transporte de ácido. Uma vez na coluna espinhal, ele pode ser acessado através de punção lombar para determinar os níveis de 5-HIAA.

A dopamina, por sua vez, é considerada desempenhar um papel na ativação do comportamento, mecanismos de recompensa e comportamento direcionado a objetivos. Resultados de estudos indicam que o aumento na função dopaminérgica está geralmente associado a aumentos na agressividade. Baixos níveis de dopamina têm servido para detectar ou "escanear" indivíduos praticantes de crimes violentos que apresentarão recidiva dos não reincidentes. A função serotoninérgica parece controlar o "turnover"da dopamina.

Dentre mais de 65 trabalhos científicos revistos em periódicos nacionais e internacionais, realizados nos últimos 20 anos, sobre o papel dos neurotransmissores na agressividade e no comportamento impulsivo, destacamos:

1. Stein e Stanley[22], da Columbia Medical School, mostraram a relação entre a diminuição da serotonina e o suicídio, associada à deficiência de controle dos impulsos.

2. Markk Linnoila e cols. do National Institute of Alcohol Abuse and Alcoholism mostraram como baixos níveis de atividade serotoninérgica, quando combinados com distúrbios do metabolismo da glicose, são encontrados em indivíduos condenados por piromania (incêndio criminoso) e homicídio impulsivo. O mais interessante é que esses achados podem ser usados para predizer a reincidência em indivíduos previamente condenados por comportamento violento impulsivo.

O primeiro estudo[33] mostrou o achado de uma baixa concentração de 5-HIAA no LCR de condenados violentos

---

[32] STANLEY,1986.
[33] LINNOILA,pp. 2609-2614.

e impulsivos. O mesmo não aconteceu nos condenados por atos premeditados.

O segundo estudo[34] mostrou que um controle deficiente dos impulsos está associado a baixos níveis de 5-HIAA e hipoglicemia após o TTG (que mede a tendência à hipoglicemia). Com uma combinação de baixo nível de glicose após um Teste de Tolerância da Glicose e o achado de baixos níveis de 5-HIAA no fluido cerebrospinhal (LCR), o principal metabólito da serotonina, pôde-se prever a recidiva do comportamento criminoso violento em 84,2% dos casos, sem nenhuma ocorrência de falso negativo.

Linnoila mostrou ainda o papel do álcool nesses indivíduos, que funcionaria como uma automedicação. O seu efeito a curto prazo leva à liberação de serotonina, porém o uso crônico causa a diminuição dos níveis de serotonina. O 5-HIAA tem sido encontrado diminuído em alcóolatras e em familiares não alcóolatras. Tem sido demonstrada uma associação entre delinquentes com comportamento impulsivo e violento e o abuso de álcool.

O baixo nível de 5-HIAA está associado com deficit de controle dos impulsos, disforia e insônia intermitente. O

---

[34] LINNOILA, pp.241-247.

álcool, por seu efeito reserpina-like no sistema 5-HT pode de maneira aguda remediar alguns desses sintomas, liberando 5-HT, mas o seu uso crônico piora a situação, por depletar 5-HT.

Portanto, o abuso de álcool nesses indivíduos com deficiência do sistema serotoninérgico pode representar uma tentativa de auto-medicação. O consumo crônico de álcool, porém, intensifica o problema, diminuindo a atividade do 5-HT e exacerbando o comportamento impulsivo, o metabolismo daglicose e o humor, todos os fatores contribuindo para o desenvolvimento de agressividade e violência.

Um terceiro estudo[35] demonstrou a influência da suplementação com ácidos graxos essenciais no controle do comportamento impulsivo relacionado aos neurotransmissores.

3. Raine[36] reviu 29 estudos sobre oito diferentes neurotransmissores e concluiu que baixos níveis de serotonina e nor-adrenalina e altos níveis de dopamina estão associados com vários comportamentos agressivos, anti-sociais e violentos. Existe um consenso de que pelo

---

[35] HIBBELN e LINNOILA, 1998.
[36] RAINE, 1993.

menos dois neurotransmissores desempenham um papel importante no comportamento anti-social. A dopamina e a serotonina têm sido forte e consistentemente associadas com comportamento agressivo.

4. Baixos níveis de serotonina têm sido encontrados em populações carcerárias e animais violentos. Higley[37] e cols. estudaram que baixos níveis de serotonina em macacos rhesus prediziam mortes mais violentas e prematuras. Raleigh[38] comprovou o achado de altos níveis de serotonina associados a dominância no ambiente social em macacos.

5. Courtet[39] e cols reportaram que um gen que afeta a atividade serotoninérgica no cérebro está associado ao suicídio.

6. Virkkunen[40] e cols. demonstraram que baixos níveis de serotonina podem resultar de um deficit no gen que decodifica o triptofano (um precursor da serotonina) e baixos níveis do metabólito 5-HIAA.

---

[37] HIGLEY, 1992.
[38] RALEIGH, pp. 274-282.
[39] COURTET, 2001.
[40] 38VIRKKUNEN, 1998.

7. Soderstrom[41] e cols. comprovaram as alterações dos níveis de triptofano e cortisol no soro de 22 condenados por crimes violentos, em comparação com 15 controles saudáveis, indicando processos neurofisiológicos anormais nos primeiros.

8. Morris e Murphy[42] verificaram que baixos níveis de serotonina estão presentes ao nascimento. Eles estudaram 193 crianças e demonstraram a relação entre baixos níveis do metabólito da serotonina em crianças e uma história familiar de distúrbio de personalidade anti-social.

9. Halperin[43] e cols. compararam garotos agressivos e não agressivos com deficit de atenção e distúrbios de hiperatividade após a administração de uma droga (fenfluramina), que provoca a liberação de serotonina. Eles demonstraram que os garotos agressivos respondem menos à droga, sugerindo menor atividade serotoninérgica cerebral.

10. Outros estudos encontraram o mesmo resultado, incluindo um estudo de New[44] e cols. com 97 indivíduos

---

[41] SODERSTROM, 2004.
[42] MORRIS e MURPHY, pp. 1771-1773.
[43] HALPERIN, 1994.
[44] NEW, 2002.

com distúrbios de personalidade nos quais aqueles com menor resposta eram mais propensos a tentativas de suicídio.

11. Manuck[45] e cols. estudaram 119 homens e mulheres sem doença psiquiátrica, como parte de um estudo sobre o coração, e descobriram que altos níveis de agressão e impulsividade estavam associados com menor atividade serotoninérgica cerebral.

12. Um grupo de cientistas dinamarqueses (Lidberg e cols)[46] mediu o 5-HIAA e outros metabólitos da serotonina no LCR de 16 homens condenados por homicídio, 22 que haviam tentado o suicídio e 39 homens saudáveis como controle. Os níveis mais baixos de 5-HIAA foram encontrados naqueles que haviam matado um parceiro sexual ou tinham tentado o suicídio.

13. Moore[47] e cols. revisaram 20 estudos sobre a relação entre 5-HIAA e comportamento antisocial. Eles concluíram pela existência de níveis bastante reduzidos de 5-HIAA no LCR em grupos antisociais, na média de metade do nível dos grupos não anti-sociais. Os estudos

---

[45] MANUCK, 2000.
[46] LIDBERG, 1985.
[47] MOORE and RAINE, pp.299-316

sugeriam que a diminuição da atividade da serotonina estava relacionada a uma sensibilidade aumentada a estímulos negativos e uma deficiência de controle interno para resistir a impulsos agressivos. Com respeito ao gênero, o estudo mostrou que ambos os sexos apresentavam baixos níveis de 5-HIAA nos grupos anti-socias, porém os níveis eram mais reduzidos em número nos homens, especialmente abaixo dos 30 anos.

14. Lenard[48] aponta a associação entre baixos níveis de serotonina cerebral e suscetibilidade aumentada a comportamento impulsivo, agressão, excesso de impulsividade, depressão, abuso de álcool e suicídio violento. Ele coloca ainda que dietas excessivamente pobres em gordura têm sido associadas a irritabilidade e comportamento agressivo em algumas pessoas, provavelmente devido à diminuição de serotonina. Estudos por ele relacionados apontam que a administração de suplementos que reduzem a serotonina em seres humanos leva ao desenvolvimento de impulsividade, depressão, agressividade e violência 5 a 6 horas após a sua ingestão.

Outros estudos demonstram a queda na ingesta de álcool em indivíduos após o uso de serotonina, triptofano,

---

[48] LENARD, 1998.

5-HTTP ou um inibidor da recaptação seletiva da serotonina, incluindo bebedores sociais e homens dependentes de álcool. Esses estudos mostram a diminuição do desejo por um segundo drinque, após o início da ingesta de álcool. Como conclusão, o autor infere que pessoas com baixa serotonina tendem a ser mais dirigidas pelos apetites (comida, bebida, sexo e abuso de drogas) e mais impulsivas (com menor habilidade para controlar o seu comportamento frente a uma ameaça). Elas parecem também apresentar uma maior tendência para usar a agressão de maneira a alcançar a recompensa ou parar a punição, e podem ser menos sensíveis ao controle social do seu comportamento.

15. Berman e Coccaro[49] estudaram um caso apresentado para julgamento nos EUA, de um indivíduo masculino de 30 anos de idade, branco, divorciado, contador, acusado de assassinato de sua ex-mulher. Na infância e adolescência ele apresentou hiperatividade, brigas, agressão, fugas de casa e piromania. Apesar de apresentar comportamento impulsivo e agressivo, possuía excelentes habilidades cognitivas e perfeccionismo, alcançando boas notas.

---

[49] 47BERMAN e COCCARO, pp.303-318.

Durante o casamento, apresentou vários episódios de agressividade, levando sua mulher a afastar-se de casa e depois pedir o divórcio. Após muitas disputas com respeito aos filhos, ele adquiriu uma metralhadora semi-automática e passou a se embriagar com frequência. Num determinado dia, tentou matar-se em frente à sua ex-mulher. Ela refugiou-se na casa de um vizinho, ele a seguiu e a matou com um tiro na cabeça.

No julgamento, os advogados apresentaram exames mostrando que o nível de 5-HT após estimulação farmacológica era baixo, demonstrando que quando os seus neurônios eram estimulados para liberar serotonina, a resposta era baixa em comparação com indivíduos normais. Seu nível de atividade dopaminérgica no LCR estava diminuído (correlacionado com maior probabilidade de recidiva). Apresentava ainda hipoglicemia em resposta ao TTG, achado consistente na literatura para delinquentes com comportamento impulsivo.

Com isso, os advogados tentaram diminuir a sua responsabilidade legal, alegando que as suas anormalidades neuroquímicas, afetando o circuito serotoninérgico e dopaminérgico, eram responsáveispelo seu distúrbio explosivo e agressivo, e que o mesmo não pretendia matar a ex-esposa. Porém o acusado foi considerado normal nos testes psiquiátricos realizados. A corte o considerou culpado de assassinato em primeiro grau.

A partir de 2003, com base nas pesquisas que apontam a influência dos neurotransmissores no deficit de controle dos impulsos e comportamento violento, a National Legal Aid and Defender Association dos EUA, passou a distribuir entre os advogados associados um esquema padrão para detecção de alterações neuroquímicas causadoras de agressividade e impulsividade nos clientes acusados de atos infracionais violentos. O título é: "Does Your Case Fit?".

O texto, escrito pelo neurobiologista Paul Rossby, Ph.D, inicia questionando por que, apesar de crescerem juntos num ambiente familiar violento e abusivo, uma criança se torna um criminoso violento e os seus irmãos possuem uma vida dentro dos padrões sociais legais. Segundo o autor, a razão para diferentes reações comportamentais em resposta aos mesmos estímulos ambientais, sociais, familiares e culturais estaria na química cerebral individualizada.

Ele explica o funcionamento dos neuroquímicos cerebrais e aponta vários critérios paraenquadramento do caso como deficiência de controle dos impulsos por alterações bioquímicas cerebrais. O autor termina afirmando:

> A preponderância das evidências científicas internacionais indica que o desequilíbrio químico no cérebro causado por fatores pré e pós natais pode significativamente prejudicar ou virtualmente eliminar a capacidade biológica do indivíduo controlar comportamentos impulsivos, incluindo a violência. A noção de que a punição pode corrigir esse desequilíbrio e restaurar a capacidade de auto-controle é provavelmente errônea. Contudo, o tratamento com várias medicações psicotrópicas num ambiente estruturado (primariamente medicações que estimulem o metabolismo da serotonina), tem provado ser efetivo naredução da agressão impulsiva e da violência.[50]

---

[50] ROSSBY, 2003.

IV – Neurociência e a Integração Mente – Corpo

Um dos pesquisadores que buscaram tecer o link entre a neurologia e as ciências humanas, em especial a ética e a filosofia, numa abordagem dirigida para além dos especialistas em neurociência, foi o neurologista português Antonio R. Damásio, cujo trabalho, em parceria com a sua esposa Hanna, também neurologista e especialista em neuroimagem, deu origem a novos ramos científicos interdisciplinares, como a neurofilosofia, a neuroética e o neurodireito.

Para Antonio Damásio, Médico-Chefe do Departamento de Neurologia da Universidade de Iowa, existe um novo enfoque com relação à consciência, à percepção e ao conhecimento, devido à maturidade das ciências do cérebro e da mente na atualidade.[51] Existem técnicas novas que permitem o estudo efetivo dos substratos neurológicos do processo mental, ao lado da neuroimagiologia.

---

[51] DAMASIO, 2001.

Hoje, pode-se demonstrar que sentimentos e emoções envolvem mapas anatômicos no cérebro, e que determinados componentes cerebrais estão envolvidos na consciência. Por exemplo, o tronco cerebral e o córtex cingulado mostram mudanças funcionais durante estados de alteração da consciência, como durante a medicação pré-anestésica.[52]

O Prof. Damásio empenhou-se em resolver o dilema cartesiano do corpo e do espírito (mente). René Descates propôs o dualismo de substância: o corpo e suas partes são matéria física, enquanto que a mente não. Descartes enfatiza que "o que é ação para a alma, tem que ser padecimento para o corpo".

O método cartesiano serviu de base para a Ciência e a Medicina, com o estudo separado da mente (os fenômenos psicológicos) e o corpo. Para Damásio, essa visão deixou de ser a perspectiva atual, na ciência e na filosofia, mas continua a visão preferida da maior parte dos seres humanos. Porém, longe de existir uma separação entre mente e corpo, a mente não pode existir ou operar sem o corpo[53]. À medida que cresceu o conhecimento do

---

[52] DAMASIO, 2004.
[53] DAMÁSIO, p.219.

cérebro humano, "os fenômenos mentais foram revelados como estreitamente dependentes do funcionamento de uma enorme variedade de circuitos cerebrais."[54]

Para Damásio, a arte é uma forma de conhecimento tão legítima como a ciência e a tecnologia. Ele faz uma ponte entre a poesia e a neurociência, citando Wordsworth: "Doces sensações sentidas no sangue e levadas até o coração."[55]

Nietzsche tem uma visão muito clara sobre essa relação, a respeito do corpo:

> Corpo eu sou, e alma' – assim fala a criança. E por que alguém não deveria falar como as crianças? Mas o desperto e entendido diz: corpo eu sou inteiramente, e nada mais; e alma é apenas uma palavra para algo sobre o corpo. O corpo é a grande razão, uma pluralidade com um sentido, uma guerra e uma paz, um rebanho e um pastor. Um instrumento do seu corpo é também sua pequena razão, meu irmão, que você chama 'espírito' – um pequeno instrumento e brinquedo da sua grande razão... Por trás dos seus pensamentos e sentimentos, meu irmão, permanece um poderoso legislador, um sábio desconhecido – cujo nome é 'self'. No seu corpo, ele habita; ele é o seu corpo. Há mais razão no seu corpo do que na sua melhor sabedoria.[56]

---

[54] DAMASIO, Idem, 2003.
[55] DAMÁSIO, Ibidem, 2003.
[56] NIETZSCHE, pp.59-60.

Segundo o entendimento do Prof. Damásio, as visões tradicionais da natureza da razão não são corretas. A emoção e a razão não são produzidas em áreas estanques, separadas, da mente, mas emoção e razão constituem um processo só, interligado. A emoção é fundamental no mecanismo de tomada de decisão como "retrato" do ambiente externo em que o indivíduo está inserido. As emoções são as "antenas", os sensores do corpo.

Ele mostra como é possível caracterizar estados emocionais através do conjunto de diversos parâmetros fisiológicos. Um desses métodos é o algoritmo, em que quatro estados emocionais – fúria, tristeza, felicidade e medo – são descritos através de quatro parâmetros: ritmo cardíaco, variação do ritmo cardíaco, ritmo respiratório e variação do ritmo respiratório. Por exemplo: a fúria caracteriza-se por aceleração do ritmo cardíaco sem alteração na sua variabilidade, enquanto o medo implica a aceleração do ritmo cardíaco, diminuição da variabilidade e mudança na respiração.[57]

Ainda como exemplo, a lesão de estruturas como a amígdala cerebral provoca a ausência do sentimento de medo. Também crianças que sofrem lesões cerebrais em

---

[57] DAMÁSIO, 2003.

certas regiões do lobo frontal nos primeiros anos de vida desenvolvem defeitos importantes de comportamento social, apesar de preservadas a inteligência e a capacidade cognitiva. Elas não exibem emoções sociais, como compaixão, vergonha, culpa e apresentam dificuldade em aplicar as convenções sociais e regras éticas de maneira efetiva.[58]

O Prof. Damásio coloca, portanto, um fundamento social e emocional para a ética, como produto da evolução. Para ele, o comportamento ético é o substrato do comportamento social. Não se pode falar em ética fora do conceito de sociedade. Esse pensamento é desenvolvido também por Spinoza e Levinas, como mencionaremos. A expressão do comportamento ético está ligado às emoções sociais: simpatia, vergonha, embaraço, culpa e indignação moral. Conclui o Prof. Damásio: "A construção a que chamamos ética começa com o edifício da biorregulação".[59] Biorregulação envolveria os mecanismos automáticos que permitem ao ser humano equilibrar o seu metabolismo, manter a vida, e alcançar o bem-estar, e que produz ainda desejos e motivações, emoções e sentimentos. Para Damásio, a ética inicia com a biorregulação e continua com

---

[58] MARCUS, p.18.
[59] DAMÁSIO, p.16.

o ambiente cultural, existindo um grau de liberdade que permite ao indivíduo intervir.

No seu livro mais recente[60], Prof. Damásio questiona:

> How do we humans develop the values that permit us to classify objects as beautiful or ugly and to judge actions as good or evil? What is the basis for the moral judgements we pronounce? Where are good social conducts and ethical principles grounded? ... We believe that there was a biolgical blueprint for the intelligent construction of human values, and that the biological blueprint was present in nonhuman species and early humans. We also believe that a variety of natural modes of biological response, which include those known as emotions, already embody such values. They too were present in nonhuman species and early humans.[61]

---

[60] DAMASIO e CHANGEUX, p. 47.
[61] "Como nós, humanos, desenvolvemos os valores que nos permitem classificar objetos como bonitos ou feios e julgar ações como boas ou más? Qual é a base para o julgamento moral que pronunciamos? Onde encontram-se fundadas a boa conduta social e os princípios éticos?... Nós acreditamos que ocorreu um "projeto biológico"para a construção inteligente dos valores humanos, e que esse projeto biológico esteve presente em espécies não-humanas e humanos primitivos. Nós também acreditamos que uma variedade de modos naturais de resposta biológica, que inclui aquelas conhecidas como emoções, também incorporaram tais valores. Elas também estiveram presentes em espécies não-humanas e humanos primitivos". (Tradução Livre).

Prof. Damásio deixa claro a seguir a intenção de não minimizar o papel das interações sociais e a história cultural dos povos na "construção, refinamento, codificação e transmissão desses valores". Como ele coloca: "Nós não estamos reduzindo os valores humanos a simples instintos biológicos herdados. Apenas desejamos sugerir que a sua construção foi impelida e orientada em certas direções por condições biológicas preexistentes."[62]

Como então, se deu esse processo? Como ele explica a seguir, o projeto biológico para a construção dos valores humanos pode ser encontrado no funcionamento da homeostase, ou homeodinâmica, que regula a existência de todos os organismos vivos. Como o estudou Claude-Bernard, o objetivo desse processo é reger uma coleção de sistemas que permite ao organismo manter os processos biológicos dentro do nível compatível com a vida.

A regulação da vida não é um processo neutro, mas funciona visando determinados objetivos a fim de proporcionar o melhor bem-estar do organismo. É um processo dinâmico e complicado, que envolve escolhas e preferências, ainda que no nível básico de otimização da vida essas escolhas sejam feitas de maneira automática. O

---

[62] DAMASIO e CHANGEUX, Idem, p. 48.

sistema de regulação da vida é construído de maneira a atingir determinados objetivos, quais sejam a manutenção da vida e da saúde, a prevenção de circunstâncias que possam levar à morte e destruição e a busca de estados que levem ao máximo bem-estar, para além de um nível de neutralidade. Ou seja, o sistema de regulação da vida, ou homeostase, incorporou valores no sentido de rejeitar as condições que levam à doença e à morte e procurar condições que levem à sobrevivência na melhor maneira possível.

O interessante é que esse sistema reproduz a nível biológico o esquema psicológico de dor e punição, de um lado, e prazer e recompensa, do outro. O que registramos como dor e prazer refletem a experiência de configurações particulares de estados fisiológicos caracterizados por certos parâmetros químicos no ambiente interno do organismo, como o tônus das vísceras ou a liberação de neurotransmissores. Em resumo, a manutenção de estados de dor e punição por um longo tempo leva à doença e morte; por outro lado, estados de prazer e recompensa resultam em saúde e bem-estar.

Enfatiza o Prof. Damásio:

The same lines of thinking can be applied to the origins of our ability to classify objects or situations as beautiful or ugly. When we consider the range of operation of homeostatic processes, we can objectively describe states of efficiency, states of inefficiency and states in between. Efficient regulatory states are those, for example, in which the performance of regulations not only adequate but timely, with minimal consumption of energy, minimal impediment, ease and smoothness. Given the multi-tiered structure of the homeostatic process, the notion of harmony is perfectly apt to describe such states. The inefficient part of the regulatory spectrum is characterized by higher energy consumption, inadequate and untimely performance, impediment, difficulty, raggedness, and discoordination. The notions of disharmony and discord are not far behind either.[63]

---

[63] "As mesmas linhas de pensamento podem ser aplicadas às origens de nossa habilidade de classificar objetos e situações como bonitas ou feias. Quando consideramos o espectro de operações dos processos homeostáticos, podemos descrever objetivamente estados de eficiência, estados de ineficiência e estados intermediários. Estados regulatórios eficientes são aqueles, por exemplo, nos quais a performance de regulação é não somente adequada , mas oportuna, com mínimo consumo de energia, mínimo empecilho, natural e suave. Dada a estrutura de complexidade, de múltiplas camadas, do processo homeostático, a noção de harmonia é perfeitamente apta a descrever tais estados. A parte ineficiente do espectro regulatório é caracterizada por mais alto consumo de energia, performance inadequada e inoportuna, impedimento, dificuldade, aspereza e descoordenação. As noções de desarmonia e discórdia não estão

Ele conclui seu raciocínio sugerindo que, na origem dos valores humanos, os objetos foram classificados como belos quando associados com a promoção de estados eficientes no organismo, seja porque ocorriam nas circunstâncias da vida nas quais o nível homeostático encontrava-se eficiente, ou devido ao fato de que os objectos por si só fossem capazes de ocasionar ou "disparar"estados homeostáticos eficientes. E, ao contrário, objetos feios eram aqueles associados com níveis ineficientes ou disfuncionais de homeostase.

Como diz o poeta Jorge Luís Borges: "Tenho para mim que a beleza é uma sensação física, sentida com todo o corpo. Ou sentimos a beleza, ou não a sentimos."

Nesse ponto é importante frisar, e o Prof. Damásio o faz, que não se pode reduzir a percepção estética diretamente ou linearmente à pura ocorrência de estados fisiológicos eficientes ou ineficientes. Há algo muito maior envolvido na experiência sublime de se ouvir uma sonata de Bach, ou se contemplar uma tela de Rembrandt, por exemplo. Existe a ocorrência de um estado emotivo e sentimental, mas também um tipo de cognição associado e uma evocação de um conhecimento pertinente. Novamente,

---

muito distantes também." DAMASIO e CHANGEUX, 2005, p.49.

como ele enfatiza, não se busca um reducionismo, apenas a demonstração das origens da construção dos valores humanos. De maneira alguma se quer dizer que a construção se reduz às origens biológicas do mesmo, ou que o edifício equivale aos seus fundamentos. O que se intenta é chamar a atenção para os fundamentos.

Como Spinoza enfatizou, ao contrário do que propôs Descartes, não existe separação entre mente e corpo. A alma não é um "homúnculo" assentado sobre uma parte do cérebro controlando o corpo. A mente não existe por si só. Se assim acontecesse, quando o corpo morresse, a mente continuaria existindo: pensando, raciocinando e exercendo valores éticos. Mas como bem o frisou Spinoza, não existe corpo sem alma, e vice-versa, a não ser em outras dimensões espirituais, para quem assim o acredita.

Como coloca o Prof. Jean-Pierre Changeux, há séculos os homens vêm estudando a base do seu próprio sistema de valores éticos e estéticos. Até recentemente, esses estudos eram realizados através do pensamento de filósofos e teólogos, ou pelo achado de historiadores e sociólogos com respeito às variações desses valores dentro das diferentes populações e agrupamentos humanos. Muitos cientistas naturalistas evitavam esse campo de investigação, deixado dentro dos limites da filosofia., o que levou a uma dicotomia entre o "mundo de valores" e o "mundo da realidade". É como se estuda na filosofia do direito: a separação do mundo do ser (as ciências naturais) e o mundo do dever-ser (as ciências sociais). David Hume expressou essa dicotomia no seu comentário: "Existe uma profunda e crucial distinção entre o "ser" da ciência e o "dever-ser" da ética".[64]

Porém atualmente, com o desenvolvimento da neurociência e neuroimagem, que demonstram no cérebro vivo as áreas que são ativadas em associação com idéias e atitudes estéticas e morais, e a etologia, que nos permite observar o comportamento social e "moral" em animais, permitiu desenvolver-se um congraçamento, uma interação, entre as várias áreas do conhecimento. Isso levou ao desenvolvimento da neurociência da ética, ou neuroética.

Um dos temas que emergem do atual conjunto de conhecimentos e dados é a origem inata do comportamento moral, implicando não apenas que existe um substrato cerebral para esse comportamento, mas que ele se desnvolveu por seleção evolutiva, o que corresponde às conclusões de Charles Darwin. O pensamento original de

---

[64] HUME, apud CHANGEUX, Op. cit, p. X.

Charles Darwin postula que o comportamento moral é de origem inata, e que tanto no homem como no animal é o resultado do processo de seleção natural.

Jean-Pierre Changeux escreveu um livro com o filósofo Paul Ricouer, como resultado de uma série de encontros onde os dois discutiam ética, a natureza humana e o cérebro, sob bases neurobiológicas e filosóficas. Nele Changeux postula que não se pode mais pensar o cérebro como um computador composto de circuitos pré-fabricados pelos gens, numa abordagem determinista. Mas que, ao contrário, as conexões entre os neurônios são estabelecidas gradualmente no curso do desenvolvimento humano, por meio de um processo de tentativa e erro. A seleção e eliminação dessas conexões são reguladas num grau substancial pela interação do neonato com o ambiente e consigo mesmo.[65]

Portanto, o cérebro não pode mais ser visto como uma máquina genética; ele incorpora, dentro de um "pacote genético" definido peculiar a cada espécie, uma série de impressões "epigenéticas" que são estabelecidas por variação e seleção. Por epigenética, entenda-se as características obtidas por meio da evolução. O que ele

---

[65] CHANGEUX and RICOEUR, 2000, p. 6.

quer dizer é que a competição evolucionária (epigenética) dentro do cérebro acontece a partir da evolução biológica (genética) das espécies e cria, como conseqüência, links orgânicos com o meio ambiente físico, social e cultural. Isso leva a que o conhecimento humano se veja obrigado a fazer um link entre as ciências sociais e naturais, para que possa entender o comportamento humano.

Os autores explicam que a clivagem entre cientistas e filósofos é relativamente recente. Na antigüidade, filósofos como Demócrito e Aristóteles eram também cientistas da natureza e matemáticos como Tales de Mileto e Euclides eram filósofos. A separação entre cientistas, filósofos e artistas ocorre a partir do Renascimento, ainda que alguns cientistas, como Leonardo da Vinci fossem também artistas. A partir do século XIX, como comentado anteriormente, reapareceu o pensamento filosófico entre os homens da ciência, como Henri Poincaré. Poincaré, matemático francês, escreveu sobre epistemologia, ou teoria do conhecimento, no livro A Ciência e a Hipótese. E em tempos recentes, ressurgiu o interesse no estudo da ciência por filósofos como William James, filósofo e psicólogo americano, que no seu trabalho The Principles of Psychology, considerado totalmente inovador, compara a ciência da mente às disciplinas biológicas e considera a consciência como um estado de adaptação das espécies. A tese fundamental de James é de que existe uma relação causal entre os fenômenos psíquicos e as sensações nervosas e as perturbações viscerais.

Outros filósofos que tentaram unir as ciências biológicas, em especial, num pensamento filosófico foram Henri Bergson, Maurice Meleau-Ponty e atualmente, Paul e Patricia Churchland, que criaram a disciplina de Neurofilosofia, e orientam o alcance filosófico do trabalho de vários neurocientistas, entre eles Antonio e Hanna Damasio.

Ricouer cita Georges Canguilhem, médico e filósofo, que demonstrou como os seres humanos estruturam o seu meio ambiente e projetam "valores vitais"que dão sentido ao seu comportamento.[66] Ambos autores concordam que existe urgente necessidade de colaboração interdisciplinar envolvendo pesquisadores das ciências naturais e cientistas sociais. O "gap" institucional que separa as ciências da vida das ciências humanas tem tido resultados catastróficos. A experiência tem demonstrado que, na maioria das vezes, é nas fronteiras

---

[66] CHANGEUX and RICOEUR, 2000, p. 10

entre as disciplinas que acontecem as grandes descobertas, os grandes "insights".

No seu artigo de março de 2007, após estudar vários pacientes neurológicos, o Prof. Antonio Damásio estabelece que os vínculos intensos entre a tomada de decisão, a emoção e o funcionamento e interação social expõem uma nova visão do relacionamento entre a biologia e a cultura. Especificamente, é através de uma via emocional que as influências sociais da cultura vão formar o aprendizado, o pensamento e o comportamento.[67]

Conclui o Prof. Damasio, no referido artigo:

As the childhood-onset prefrontal patients show, morality and ethical decision making are special cases of social and emotional functioning. While the beginnings of altruism, compassion and other notions of social equity exist in simpler forms in the nonhuman primates, human cognitive and emotional abilities far outpace those of the other animals. Our collective accomplishments range from the elevating and awe inspiring to the evil and grotesque. Human ethics and morality are direct evidence that we are able to move beyond the opportunistic ambivalence of nature; indeed,

---
[67] DAMASIO and IMMORDINO-YANG, 2007, p. 5.

the hallmark of ethical action is the innibition of immediately advantageous or profitable solutions in the favor of what is good or right within our cultural frame of reference. In this way, ethical decision making represents a pinnacle cognitive and emotional achievement of humans. At its best, ethical decision making weaves together emotion, high reasoning, creativity, and social functioning, all in a cultural context.[68]

Como ele declara, em termos neurobiológicos e evolucionários, a criatividade é um meio de sobreviver e florescer dentro de um contexto cultural e social. E isso vai desde as circunstâncias relativamente banais da vida diária

---

[68] "Como mostram os pacientes com dano na região pré-frontal ocorrido durante a infância, a moralidade e a tomada de decisão ética são casos especiais de funcionamento emocional e social. Enquanto os primórdios do altruísmo, compaixão e outras noções de eqüidade social existem de forma simples nos primatas não-humanos, as habilidades emocionais e cognitivas humanas de longe ultrapassam aquelas dos outros animais. As nossas realizações coletivas vão desde as inspirações sublimes e maravilhosas até o mal e o grotesco. A moralidade e a ética humana são evidência direta de que somos aptos a nos mover além da ambivalência oportunística da natureza; na verdade, o ponto alto da ação ética é a inibição da vantagem imediata ou da solução mais vantajosa em favor do que é bom ou justo dentro do nosso espectro cultural de referência. Desta maneira, a tomada de decisão ética representa o pináculo da realização cognitiva e emocional humana. No seu melhor, a tomada de decisão ética entrelaça de maneira uníssona a emoção, o raciocínio elevado, a criatividade e a função social, tudo dentro de um contexto cultural". (Tradução Livre). DAMASIO and IMMORDINO-YANG, 2007, p. 7.

até "a complexa arena do pensamento e do comportamento ético".

No seu livro mais recente[69], Michael Gazzaniga desafia-nos não apenas a enfrentar as questões éticas inerentes à neurobiologia, mas ainda a tentar entender como nossos cérebros governam nossas respostas éticas. Também recentemente, David Pearce argumenta a partir de evidências arqueológicas e antropológicas que os padrões neurais de atividade entrelaçados dentro do cérebro humano ajudam a explicar o grau de arte religiosa e práticas sociais produzidas pelo povo na era Neolítica[70].

Donald Pfaff acredita que os mecanismos neurobiológicos básicos que sustentam o arcabouço da ética encontram padrões de similaridade nos animais. Os behavioristas animais ou etologistas chamam a isso "altruísmo recíproco". Animais, de maneira individual, sofrem riscos de maneira a proteger o grupo.

Um animal realiza coisas que ajudam outros membros do grupo a sobreviver. Por exemplo, um pássaro pequeno produz o seu alarme sonoro de maneira a alertar e salvar o resto do grupo de um falcão que se aproxima,

---
[69] GAZZANIGA, 2005.
[70] PEARCE and LEWIS-WILLIAMS, 2005.

ainda que, ao fazer isso, ele revele a sua própria localização para o predador. Da mesma maneira, um babuíno compartilha comida com um membro faminto da sua tropa, ainda que, com isso, sobre menos comida para ele próprio.[71]

Pesquisas recentes têm demonstrado que a ação conjunta dos hormônios oxitocina e vasopressina encoraja os animais a agir em relação aos outros em comportamentos cooperativos e amigáveis. Essa neurobiologia emergente que visa interações sociais harmoniosas em animais, incluindo os seres humanos, provê um conjunto positivo de mecanismos que direcionam a uma resposta ética em determinada situação.

Porém os fenômenos neurobiológicos da ética levantam várias questões. Como sabemos, nem todos se comportam de maneira ética todo o tempo. Por que algumas pessoas acham mais difícil se comportar de maneira ética do que outras? Por que algumas pessoas possuem tendências mais "amigáveis" do que outras? Pode a neurobiologia ajudar a entender a diferença de comportamento ético entre as pessoas, e porque para alguns é mais fácil violar regras éticas, seja uma atitude indelicada ou um ato de violência? Donald Pfaff conclui no seu artigo

---

[71] PFAFF, 2006, p. 3.

que a neurociência é um novo parceiro e não um substituto para outras abordagens intelectuais ao estudo da ética.

Como coloca Steven Hyman, a palavra ética abrange um sistema de princípios morais e a disciplina que os estuda. Bioética exprime o campo que examina as implicações éticas da medicina e da pesquisa biológica. O termo mais recente, neuroética busca chamar a atenção da opinião pública, e também dos médicos, cientistas e políticos sociais para os profundos dilemas morais levantados pelo recente progresso das ciências do cérebro.[72]

Como enfatiza o Prof. Hyman:

> While advances in many fields in the life sciences raise questions of ethics and policy, the brain has a special status: it is the organ of the mind and the substrate of all our thoughts, emotions and behavior. Issues raised by progress in brain research bring to the fore concerns about our identities, our sense of agency, and what may be our last bastion of privacy, our own thoughts. Such weighty issues deserve the focus created by the concept of neuroethics; the time for broad ethical discussions related to brain science is upon us.[73]

---

[72] HYMAN, 2004.

[73] "Enquanto os avanços em muitos campos das ciências naturais (ou

Jean-Pierre Changeux, no seu artigo "Neuroscience and Human Dignity" questiona o temor recente de que o progresso do conhecimento científico com respeito aos atributos do ser humano possa ter o efeito de retirar a "aura sagrada" daquilo que é magnificente por encontrar-se escondido. Ele argumenta que o mesmo poderia ter sido dito sobre o amor humano quando descobertas na neuroendocrinologia o explicaram melhor. No seu entender, da mesma maneira que o entendimento do papel dos hormônios de maneira alguma diminuiu o significado ou o valor das paixões envolvidas no amor humano, o conhecimento dos substratos neurais e biológicos ligados às idéias de verdade, beleza e bondade não diminuirão a riqueza desses valores.

No mesmo entendimento da ética do conhecimento de Jacques Monod, Changeux considera que o conhecimento possui um valor essencial que

---

ciências da vida) levantam questões éticas e políticas, o cérebro possui um status especial: é o órgão da mente e o substrato de todos os nossos pensamentos, emoções e comportamento. As questões levantadas pelo progresso na pesquisa do cérebro trazem à baila discussões a respeito de nossas identidades, nosso senso de atuação, e o que pode vir a ser o nosso último bastião de privacidade, nossos próprios pensamentos. Tais questões profundas merecem o foco criado pelo conceito de neuroética; o tempo para ampliar as discussões éticas relatadas às ciências do cérebro está sobre nós". (Tradução Livre). HYMAN, 2004.

constantemente nos convida a lutar para alcançar o sublime. Segundo ele, a história nos ensina que a degradação acompanha o obscurantismo mais do que o faz o conhecimento.

Como J.Z. Young escreveu:

> It is time that people stop talking about reductionism as if increased knowledge somehow subtracted from human dignity. On the contrary [it] adds greatly to understanding of our possibilities and limitations and hence ability to conduct ourselves wisely, and especially with the full respect for other human beings, and indeed for all life.[74]

Portanto, conhecer o funcionamento cerebral, é contribuir para aperfeiçoar a condição humana, da mesma maneira que a psiquiatria atual, embora com pouco tempo de atuação, tenha contribuído grandemente para minorar o sofrimento envolvido na doença mental, fazendo grandes conquistas na retomada da dignidade da pessoa humana.

---

[74] " É tempo de as pessoas pararem de falar em reducionismo, como se o conhecimento crescente de alguma maneira subtraísse a dignidade da pessoa humana. Pelo contrário, ele muito acrescenta ao entendimento de nossas possibilidades e limitações e reforça a nossa habilidade de conduzir-nos com sabedoria, e especialmente com total respeito aos outros seres humanos e, de fato, a toda vida." (Tradução Livre). DAMASIO and CHANGEUX, 2005.

Nesse sentido, a pesquisa na neurobiologia tem levado a uma melhor compreensão da sociopatia e acrescentado novas abordagens terapêuticas.

V – A Prevenção da Violência

Através dos tempos, a prevenção da violência tem se baseado em leis e preceitos morais e a ameaça da punição. Como alternativa à elaboração de leis penais e a punição dos delinqüentes, o modelo que considera o controle da violência como um problema de saúde pública com raízes multifatoriais enfoca a prevenção da violência como prioridade de política pública.

A prevenção da violência através de políticas de saúde pública tem sido aplicada em vários países, dentre eles os Estados Unidos, onde ocorreu em abril de 2006 o Simpósio de Prevenção da Violência, organizado pela Academia de Ciências de Nova York. A diminuição dos níveis de violência requer uma ampla colaboração interdisciplinar, incluindo sociólogos, juristas, psicólogos e neurobiologistas.

De acordo com a SENASP (Secretaria Nacional de Segurança Pública)[75], a prevenção da violência abrange o conjunto de ações que visam reduzir a incidência da violência e seus efeitos negativos sobre os indivíduos e a comunidade. A prevenção da violência se dá em três níveis:

- Prevenção primária – que são as medidas dirigidas à comunidade como um todo, como a redução da desigualdade sócio-econômica, a promoção da educação pública, da saúde pública, iluminação pública apropriada, etc.

- Prevenção secundária – são as ações dirigidas a pessoas mais suscetíveis de praticar crimes e violência, visando contrapor os fatores de risco desses indivíduos ou grupos sociais. Abrange as táticas dirigidas aos grupos de risco, tais como o cuidado pré-natal e infantil, o combate ao "bullying", ao uso de drogas, etc.

- Prevenção terciária – são as estratégias para prevenir a recidiva dos que já exibiram comportamento violento, para evitar a ocorrência de delitos repetidos, que tendem a aumentar em gravidade. Envolvem nutrição adequada, psicoterapia e farmacoterapia, quando necessário.

---

[75] SENASP, 2005.

A prevenção da violência implica dar atenção ao papel dos fatores sociais, psicológicos e biológicos na sua gênese. O foco principal é dirigido à violência juvenil, que é o tempo quando o comportamento violento se inicia. As intervenções devem ser feitas especialmente nos períodos críticos – na infância, através da nutrição e cuidados ao ambiente familiar e social, e na adolescência, dando atenção ao papel que os modelos sociais e os grupos desempenham nessa faixa etária.

Como um dos aspectos da prevenção, o uso de medicamentos para diminuir a agressividade e a impulsividade inclui vários grupos como os estabilizadores do humor, antidepressivos (os inibidores da recaptação da serotonina), beta-bloqueadores, etc. De acordo com um especialista em neurobiologia da violência, o objetivo a médio prazo é a farmacoterapia baseada no genótipo do indivíduo. O caminho promissor para esse objetivo seria um teste genético para determinar os indivíduos com déficit de enzimas que intervêm no metabolismo dos neurotransmissores e aumentam o risco de comportamento violento e anti-social.

Com respeito à dopamina, está bem determinado que o aumento da sua atividade no cérebro correlaciona-se com o aumento da violência. Anfetaminas e cocaína são drogas que aumentam a atividade da dopamina e estão relacionadas ao aumento da violência em alguns indivíduos.

A enzima mono-amino-oxidase (MAO) regula a inativação metabólica da dopamina, nor-adrenalina e serotonina. Vários gens polimorfos controlam o nível de atividade dessa enzima. Indivíduos com baixa atividade de MAO, se sujeitos a maus-tratos, têm um alto risco de desenvolver comportamento anti-social, de acordo com um estudo realizado em 500 homens por Caspi e McClay em 2002[76]. Este foi o primeiro estudo demonstrando a relação entre os gens, os neurotransmissores e os fatores ambientais na gênese do comportamento violento.

Em 2006, foi descoberto um gen que altera a MAO[77], afetando o metabolismo da serotonina e nor-adrenalina, e diminui o volume e a atividade do córtex cingulado anterior, circuito responsável pelo controle da agressividade e impulsividade. Essas alterações, mais presentes em homens, contribuem para o risco aumentado de comportamento violento e impulsivo.

---
[76] CASPI and MCCLAY, 2002, pp. 851-854.
[77] WEINBERG, p. 2293, 2006.

Quanto à dieta e nutrição, sabe-se que a intervenção nutricional pode diminuir a agressividade emocional e a violência. Por exemplo, a hipoglicemia, que prejudica e reduz a função cerebral, causa sintomas como confusão, desinibição, falta de coordenação, alucinações e agressão. Muitos estudos têm demonstrado que a diminuição de açúcar na dieta pode afetar o comportamento.

Similarmente, a administração de ácidos graxos ômega-3 pode ser bem sucedida em controlar alguns problemas de agressividade, déficit de atenção, distúrbios mentais e outros problemas de comportamento. A maior quantidade de ômega-3 na dieta aumenta a concentração de serotonina no cérebro, reduzindo os problemas de comportamento.

O turnover dos ácidos graxos no plasma reflete o aporte dietético, mas é suscetível a variações devidas ao metabolismo. O uso crônico de álcool diminui as concentrações do ácido decosahexenóico no cérebro e no plasma, levando à diminuição do 5-HIAA (ácido 5-alfa-hidroxi-acético), um metabólito da serotonina.

Um experimento de laboratório mostrou que a deficiência de triptofano, um aminoácido usado para produzir serotonina, estava relacionada com agressividade.

Tem sido demonstrado ainda que uma alimentação pobre em carboidratos por vários dias pode levar a alterações de humor e depressão, assim como uma alimentação com excesso de proteína.

VI – Complexidade e Ética

Spinoza introduziu uma tese que chamou de Paralelismo Psicofísico, que vai contra o dualismo entre corpo e alma, opondo-se a filósofos como Descartes e Platão. Spinoza afirma não existir diferença de natureza entre o corpo e a alma, mas que esses dois "corpos" juntos constituem um único ser. Para Spinoza, se o corpo sofre, a alma é miserável, também sofre.[78]

Ele diz que não existe alma sem corpo, mas também não existe corpo sem alma. O que for ação para um determinado corpo é igualmente ação ou paixão para o espírito daquele corpo. Para Spinoza, "todos os corpos são animados, e todas as almas têm corpos". A ordem e a conexão das ações e paixões do corpo coincidem com a ordem e conexões das paixões da alma. Cada coisa é idea et ideatum, corpo e mente. Nenhuma mudança pode ocorrer no corpo sem a produção de um estado mental correspondente, e o corpo é afetado por outros corpos.[79]

---

[78] SPINOZA, 1996.
[79] SPINOZA, 1994.

Spinoza pensa o corpo e a alma na imanência e não na transcendência. Ele mostra que todo ser humano reluta em aceitar o que existe de fato, o que é, e por isso tenta usar a transcendência para fugir dessa realidade, em busca de um ideal que não exise.

Daí Spinoza introduz o conceito de potência, ou essência de cada ser. Tudo na vida passa a ter potência, e para ele liberdade seria exercitar nossa potência até o limite. Dentro da sociedade, liberdade se opõe a constrangimento, e se queremos ser livres e éticos perante a vida devemos respeitar as outras potências, numa relação produtiva que faça expandir a nossa potência e evitar aquelas potências que nos constrangem, que diminuem a nossa potência, e com isso, nossa liberdade de expressão e nossa essência.

Ele entra num conceito que só vai ser desenvolvido no século XX, com a física quântica: o de que os seres são partículas que só se distinguem umas das outras através das relações. Através do encontro e das relações é que compõem ou decompõem algo. Um corpo se define através da capacidade de ser afetado, ou seja, através do afeto.

Nilton Bonder, no seu livro Sobre Deus e o Sempre, desenvolve esse conceito de afeto e relação presentes no discurso de Spinoza. Diz Bonder que o afeto é a própria razão de nossas vidas. "O afeto é tudo que importa na existência. Sem afeto, sem afetarmos ou sermos afetados, a morte ou o desaparecimento (a não-existência) nos são melhores". Como diz Zalman Schachter, "troco com a vida, logo existo". O afeto é essa troca, essa interação. "É o afeto que nos oferece uma âncora à realidade."[80]

Spinoza nos fala de dois afetos, ou paixões primárias da alma, que são: a alegria e a tristeza. A alegria é o afeto que aumenta a nossa potência de agir, é uma variação intensiva positiva, para mais. Já a tristeza é o afeto que faz com que aconteça uma diminuição da nossa potência de agir. A alegria, portanto, está ligada à expansão, e a tristeza ao constrangimento. Os outros afetos variam entre esses dois.

Para Spinoza, o próprio tempo é uma construção mental. O tempo é mera forma de pensamento (modus cogitandi), não há antes ou depois, apenas eternidade. Nesse sentido, Nilton Bonder lembra que a palavra "tempo" (zman, em hebraico) tem a mesma raiz de azmana (convite). Mais do que uma trilha, uma linearidade absoluta, o tempo é um convite para uma intervenção na

---

[80] BONDER, 2003.

vida, para uma troca. São as "janelas de oportunidade", no conceito da Medicina. O conhecimento do funcionamento fisiológico e da neurobiologia da agressividade e do comportamento impulsivo, mais do que um determinismo biológico de um tempo linear é um convite para uma atuação efetiva visando à prevenção de comportamentos auto e hetero-destrutivos.

Para Levinas, "o laço com o outro só se aperta como responsabilidade, quer seja esta aceita ou rejeitada, se saiba ou não como assumi-la, possamos ou não fazer alguma coisa concreta por outrem." A aceitação deste convite, o reconhecimento da responsabilidade, é o hineni,o"eis-me aqui". E essa aceitação se traduz mais profundamente no naassê venishmah ("faremos e ouviremos"). Eu aceito a responsabilidade antes que me seja revelado o que devo fazer.

Assumir a responsabilidade por outrem é, para todo o homem, uma maneira de testemunhar a glória do Infinito, de ser inspirado. Há profetismo, há inspiração no homem que responde por outrem, paradoxalmente, mesmo antes de saber o que, concretamente, se exige dele.[81]

---

[81] LEVINAS,1982, p. 107.

Spinoza viveu no século XVII, numa época em que a religião ainda normatizava e regulava a vida em sociedade, as relações entre as pessoas. A ética de Spinoza propõe uma nova forma de se pensar a vida em sociedade e a interação entre os homens, não centrada na religião.

A sua ética parte da idéia de biorregulação e homeoestase (ou homeodinâmica), usando conceitos que só vão ser desenvolvidos séculos depois por Claude-Bernard, William James e Freud, os quais também leram Spinoza. De acordo com o seu pensamento, os organismos agem no sentido de preservar o seu próprio ser, tendência essa que constitui a essência dos seres. Os organismos nascem com a capacidade de regular a vida e sobreviver, e tendem a atingir e buscar uma perfeição maior, que se traduz na alegria. E essas tendências têm origem no inconsciente.

Spinoza diz então que as normas que regulam a vida em sociedade devem ser construídas a partir de um conhecimento profundo da humanidade, conhecimento este que entra em contato com o Deus ou a Natureza que existe dentro de cada um de nós. Ele vê então a relação entre o bem-estar e a felicidade pessoal com a felicidade coletiva. Ele prega a liberdade de expressão, a separação entre a religião e o Estado e a promoção do bem-estar dos cidadãos. A ênfase da sua ética é na vida terrena, e não na vida eterna, num paraíso celestial.

Diz Spinoza: "The greatest good of those who seek virtue is common to all, and can be enjoyed by all equally."[82] E ainda: "The good which everyone who seeks virtue wants for himself, he also desires for other men."[83]

Muitos conceitos de Spinoza foram desenvolvidos no século XX pela física quântica, como o princípio da totalidade sem costura de Böhn, o qual afirma que todas as coisas estão interconectadas no universo. Spinoza diz que a realidade biológica da auto-preservação é a base da ética na sociedade, porque, pelo fato de estarmos em conexão com os outros, de afetarmos e sermos afetados, para nos manter em equilíbrio necessitamos ajudar os outros a também encontrar o equilíbrio. É uma ética da harmonia, dentro de um sistema complexo de interdependência. A ética, para Spinoza, é o meio pelo qual os indivíduos atingem o equilíbrio natural que se exprime na alegria.

---

[82] 80 "O bem maior daqueles que procuram a virtude é comum a todos, e pode ser desfrutado por todos igualmente". SPINOZA, 1996, p. 133. (Tradução livre).

[83] 81 " O bem que aquele que busca a virtude quer para si mesmo, ele também o deseja para os demais homens". SPINOZA, Idem, p. 134. (Tradução livre).

Norbert Elias trabalha conceito semelhante, ao dizer que o ideal é o desenvolvimento da sociedade de maneira a que não apenas alguns, mas a totalidade de seus membros tenha a oportunidade de alcançar a harmonia entre o bem-estar individual e o social. Diz Elias:

> Só pode haver uma vida comunitária mais livre de perturbações e tensões se todos os indivíduos dentro dela gozam de satisfação suficiente; e só pode haver uma existência individual mais satisfatória se a estrutura social pertinente for mais livre de tensão, perturbação e conflito.[84]

Norbert Elias exprime ainda o mesmo conceito de interdependência para se entender a relação entre os indivíduos e a sociedade: "para compreendê-los, é necessário desistir de pensar em termos de substâncias isoladas únicas e começar a pensar em termos de relações e funções."[85]

A ética em Spinoza é uma ética que chama à responsabilidade, que mostra a importância do indivíduo no todo, na complexidade do tecido social, e a importância das relações entre todos os indivíduos para que se possa

---

[84] ELIAS, 1994, p. 17.
[85] ELIAS, Norbert. Idem, p. 25

alcançar o bem-estar social e a potência maior, que se traduz na alegria.

A ética, conforme Levinas a define, é a ética entendida como responsabilidade. Diz Levinas: "Entendo a responsabilidade como responsabilidade por outrem, portanto, como responsabilidade por aquilo que não fui eu que fiz, ou que não me diz respeito; ou que precisamente me diz respeito, é por mim abordado como rosto."[86] É a ética da responsabilidade, contraposta à neutralidade, ou indiferença.

Essa responsabilidade pode ser vista dentro do estudo da violência, como análise das possíveis aplicações do conhecimento científico, não se restringindo a uma abstrata "neutralidade" do conhecimento.

Como diz Damásio, não existe objeto neutro. Para Levinas, o ser nunca é a sua própria razão de ser. É uma ética que visa o outro.

Martin Buber critica o cosmopolitismo ou universalismo, que vai contra "a necessidade de uma pluralidade de comunidades concretas". Essa visão de Buber traz a ética da alteridade para dentro das nações e

---

[86] LEVINAS, 1982, p.87.

das sociedades complexas, indo contra a idéia de igualdade que elimina o diferente, a identidade do outro. Existe um estudo do Police Practice and Research[87] que aponta como uma das razões atuais do crescimento da violência dentro dos países o confronto étnico, entre culturas diferentes, na qual a cultura mais antiga não aceita os "emergentes", os diferentes, como os anglo-saxões em relação aos pretos e os latinos nos Estados Unidos, os bascos na Espanha, os indianos na Inglaterra, os albaneses na Grécia, os árabes na Alemanha e tantos outros.

Nesse sentido, Buber diz que "comunidade" e "personalidade" são conceitos polares e são definidos um em função do outro. "Uma comunidade real é uma associação orgânica de personalidades, mas uma personalidade somente pode ser definida por seu relacionamento com o Outro, dentro de uma comunidade".[88] Em total sintonia com Levinas, Buber diz que uma personalidade é orientada para o outro, para o próximo, sendo antiegoísta e responsável por suas ações. Um indivíduo, ao contrário, é possuidor de uma simples liberdade, que se traduz na ausência de direção e função. As 'massas' seriam agregados amorfos desses 'indivíduos',

---
[87] ANTONOPOULOS, 2005, pp 251-260
[88] BUBER, 1987, p.29.

que deixam pouco ou nenhum lugar ao desenvolvimento e à preservação das personalidades genuínas. Segundo Nilton Bonder, Buber tenta desenvolver um conceito de experiência que não é centrada no indivíduo, mas na relação, numa interdependência onde o ser humano se torna um "eu" por conta de um "tu", e quanto mais ele troca com a vida e com os outros, mais cristalino fica o seu "eu" na sua consciência.[89]

Para a introdução à epistemologia da complexidade no estudo da neurobiologia da violência, é importante não perder de vista o que Buber comenta sobre indivíduo e comunidade: "Na minha opinião, a unicidade do indivíduo, seu caráter singular que, na verdade, é incomparável, não pode ser deduzida por nenhum método científico."[90] A unicidade é um segredo.

Nesse sentido, também Levinas:

> Tudo se pode trocar entre os seres, exceto o existir. Neste sentido, ser é isolar-se pelo existir. Sou mônada enquanto existo. É pelo existir que sou sem portas nem janelas, e não por qualquer conteúdo que em mim seria incomunicável. Se é incomunicável, é porque está

---

[89] BONDER, 2003.

[90] BUBER, p.105.

enraizado no meu ser, que é o que há de mais privado em mim.[91]

Levinas funde então o entendimento sobre os conceitos de comunidade, individualidade e temporalidade:

> O real não deve determinar-se apenas na sua objetividade histórica, mas também a partir do segredo que interrompe a continuidade do tempo histórico., a partir das intenções interiores. O pluralismo da sociedade só é possível a partir desse segredo.[92]

A ética da alteridade pode ser vista dentro de várias facetas no estudo do fenômeno da violência. Este estudo é desde o início o encontro de diversidades, da Medicina, o Direito, a Criminologia, com a Filosofia, a Bioética e a História. Propõe uma teoria criminológica que integre o conhecimento dos vários fatores envolvidos na gênese da violência: neurológicos, psicológicos, econômicos, culturais e sociais. E visa o estudo do ser humano que apresenta comportamento violento e anti-social dentro da sua complexidade, para além dos rótulos do Outro, o

---

[91] LEVINAS, 1982, p.51.
[92] LEVINAS, p.71.

delinquente, o estigmatizado, o anormal, qualquer que seja a origem dessa rotulação.

Como conjugar o estudo dos fatores neurobiológicos da violência com a epistemologia dacomplexidade? Diz Edgar Morin: "Ainda que o ser humano seja ao mesmo tempo biológico, psicológico e cultural, uma cortina de ferro separa o cérebro do espírito, o homem biológico do homem social. Quisemos reunir aqui as disciplinas separadas, que se ignoram umas às outras."[93]

Esta foi também a pretensão deste projeto de pesquisa. Tentar, como Morin, a partir dos princípios do paradigma da simplificação, "resgatar, de maneira correspondente, complementar e antagonista ao mesmo tempo – aí está uma idéia tipicamente complexa – os princípios da inteligibilidade complexa."[94]

Morin é o pioneiro do pensamento complexo que se opõe a qualquer forma de reducionismo e de determinismo, sem deixar de considerar as descobertas e os avanços do conhecimento científico, porém mantendo um olhar crítico sobre esse saber. Declara Morin:

---

[93] MORIN, 2005.
[94] MORIN, 1999.

Atrás da agitação, da dispersão, da diversidade, existem as leis. Por conseguinte, o princípio da ciência clássica é evidentemente legislar, colocar as leis que regem os elementos fundamentais da matéria da vida; e para legislar ela deve disjuntar, isto é, isolar os objetos sujeitos às leis." "Legislar, disjuntar, reduzir – esses são os princípios fundamentais do pensamento clássico. Não se trata absolutamente, do meu ponto de vista, de decretar que esses princípios sejam doravante abolidos."[95]

Morin[96] fala dos desafios da complexidade com respeito aos meios ou princípios utilizados no conhecimento científico clássico, que são a ordem, que engloba a idéia de determinismo; a separação, que separa o sujeito do objeto; o princípio da redução, em que se estuda as partes para conhecer o todo, com o todo consistindo na soma de suas partes; e o princípio "dedutivo-indutivo-identitário", ou a validade absoluta da lógica clássica, da causalidade linear, identificado com a Razão.

Com respeito à razão, Morin trabalha com a idéia de articulação entre o racional e o razoável. Não se deve destruir toda idéia racional, mas dar sentido ao que se estuda. O razoável dá lugar à ética, o horizonte do

---

[95] MORIN, p.45.
[96] MORIN, pp.95-97.

julgamento razoável é o da finalidade ética. Como demonstrado por Antonio Damásio na neurociência, enfatiza Morin que a visão do razoável "aparenta-se mais ao sentimento do que ao pensamento e mesmo à percepção. Ela revela assim que o racional tem uma base afetiva e, consequentemente, a própria razão encontra-se enraizada na afetividade."[97]

Então, não se discute a retirada da racionalidade do discurso científico, mas uma ampliação "dessa dimensão da razão até o telos, ou seja, a razão prática." "É nela que o dinamismo da racionalidade se finaliza, e é na relação a seus fins que a razão toma a forma do razoável."[98] É quando o racional passa a ter sentido, e faz-se uma articulação positiva entre o racional e o razoável. Conclui, portanto, Morin:

> O princípio da separação não morreu, mas é insuficiente. É preciso separar, distinguir, mas também é necessário reunir e juntar. O princípio de ordem não morreu, é preciso integrá-lo na dialógica ordem-desordem-organização. Quanto ao princípio de redução, encontra-se morto, porque jamais chegaremos ao conhecimento de

---

[97] MORIN, 2005, pp.519-520.

[98] MORIN, p.520.

um todo a partir do conhecimento dos elementos de base. O princípio da lógica dedutivo-identitária deixou de ser absoluto, e é preciso saber transgredi-lo.[99]

O que seria, então, a epistemologia complexa? Seria o conhecimento do conhecimento. Ela retoma os princípios da ciência clássica, englobando-os. Existem duas instâncias (a realidade empírica e a verdade lógica) que permitem controlar o conhecimento, sendo cada uma delas necessária e cada uma delas insuficiente. Passa a existir uma pluralidade de instâncias, com um princípio de incerteza sobre um fundo de verdade.

Com relação à biologia e à medicina, Jacques Raffé, em "Biologia Humana e Medicina de Predição"[100] enfatiza a importância da medicina preventiva "que visa ao bloqueio do desenvolvimento de uma situação potencialmente perigosa, traída por sinais muito discretos ou por um contexto ambiental ameaçador", e coloca a diferença entre medicina preventiva, que dirige-se a pacientes potencialmente doentes, e a medicina de previsão, que visa pacientes ainda sãos, concluindo a seguir:

---

[99] MORIN, Idem, p.564.
[100] MORIN, Ibidem, p.250.

A medicina de previsão consiste, pois, na análise dessas duas séries de fatores: fatores natos, inicialmente (patrimônio genético que nos confere aptidões de defesa ou fraqueza), e em seguida fatores adquiridos, que se relacionam aos ataques ambientais. O papel do médico será, em cada caso, o de determinar o que cada um pode aceitar e fazer de tal modo que fatores inatos e fatores adquiridos complementares na gênese do estado patológico jamais possam se encontrar.[101]

---

[101] MORIN, 2005, p.249.

VII – Neuroética: Para Onde Vamos?

Cientistas, humanistas e estudiosos das políticas sociais estão se unindo dentro da comunidade internacional para refletir sobre os efeitos e potenciais aplicações da atual pesquisa sobre o cérebro humano, num ramo da ciência denominado neuroética.[102]

Esse termo é o reconhecimento de que os problemas decorrentes dos estudos sobre o cérebro podem ter implicações de tal magnitude que demandam uma designação especial. A neuroética não procura dar uma resposta final a cada problema, mas sim levantar questões com respeito a um estudo que está apenas começando.

Em 1816, nos Estados Unidos, deu-se um encontro entre poetas, suas amantes e seus médicos. Eles se reuniram para ler e discutir os trabalhos fascinantes de Erasmus Darwin, futuro avô de Charles Darwin, sobre a possibilidade da criação de vida artificial.

---

[102] MARCOS, 2002, p.1.

Um dos poetas reunidos, Lord Byron, teve uma idéia: cada um dos presentes deveria redigir uma história de terror. Sua acompanhante, então, resolveu escrever sobre o terror da manipulação da vida pela nova ciência que se vislumbrava. Sua mãe era uma feminista e rebelde. Seu pai era um filósofo social e anarquista. Ela escreveu sua história de terror e casou com o poeta Lord Byron. Dois anos depois, sua história foi publicada. Seu nome: Mary Shelley. Sua história recebeu o título de Frankenstein: O Prometeu Moderno.

Prometeu foi o semideus que foi acorrentado a um penhasco e torturado por toda a eternidade, por uma águia que diariamente bicava o seu fígado, o qual posteriormente se regenerava, pelo erro de levar ao homem poderes que deveriam pertencer exclusivamente aos deuses, como o domínio do fogo.

Séculos depois, surgem novos prometeus, com a intenção de criar a vida e interferir com o que tem sido o domínio absoluto de Deus ou da providência, como a manipulação genética de alimentos, que hoje na Europa são chamados Frakenfoods. E renasce mais uma vez o medo da punição por se brincar de Deus.[103]

---
[103] MARCOS,Idem, pp. 3-4.

O conceito de ética provém de duas palavras gregas: ethos (escrita com a vogal eta - η), que significa costume, que deu origem à palavra mores, no latim. Seria o conjunto dos costumes tradicionais de uma sociedade, considerados valores e obrigações para os seus membros. Já a palavra ethos, escrita com a vogal epsilon – ε, quer dizer caráter, índole natural, temperamento, o conjunto das disposições físicas e psíquicas de uma pessoa. Refere-se, portanto, ao senso moral e à consciência ética individuais.[104]

A neuroética é o estudo dos limites, aplicações e potenciais riscos da manipulação do cérebro humano. A neuroética lida com as ciências do cérebro, com o que nos distingue dos outros seres humanos: nossas tendências individuais e nosso comportamento.

Algumas questões que têm sido levantadas referem-se ao medo de serem repetidos comportamentos destrutivos da história das ciências da vida. Por exemplo, em 1936, o neurologista Egas Moniz desenvolveu um procedimento que ele chamou de leucotomia pré-frontal, para desfazer as conexões entre o lobo frontal e o resto do cérebro. Moniz a usou inicialmente para tratar pacientes com depressão severa e tentativa de suicídio. Mas suas aplicações se

---

[104] CHAUÍ, 2002, p. 340.

expandiram rapidamente, particularmente por Walter Freeman nos Estados Unidos, onde se estima que ele e seus seguidores realizaram lobotomia em mais de 40.000 pacientes nas décadas de 1940 a 1950.

Tornaram-se, então, evidentes os efeitos colaterais do procedimento, que incluíam dano às funções emocionais e intelectuais dos pacientes, e surgiram novos tratamentos para a depressão e a esquizofrenia, resultando na abolição desse tipo de cirurgia.[105]

Portanto, o estudo da neuroética levanta algumas questões: Qual deve ser o limite para o tratamento ou a intervenção no comportamento desviante? Pode ser criada uma droga que melhore a memória e a cognição ou que impeça o ressurgimento de lembranças dolorosas? E caso seja desenvolvido o método para detectar a mentira através da neuroimagem, utilizá-lo para investigar suspeitos de terrorismo ou de outra forma de crime seria uma violência contra o indivíduo, ou pelo menos um meio de forçar a pessoa a se auto-incriminar, indo portanto contra o princípio do *nemur tenetur se detegere*? ("Ninguém é obrigado a produzir prova contra si mesmo").[106]

---

[105] GREELY, 2002, pp. 3-4.
[106] QUEIJO, 2003.

A neuroética seria então o estudo das implicações éticas, jurídicas e sociais da neurociência, especialmente com respeito ao livre-arbítrio, determinismo e responsabilidade criminal. Uma das questões que se levantam é que a possibilidade de se predizer algo sobre o cérebro é diferente de se predizer algo sobre o fígado ou outro órgão, portanto uma das preocupações diz respeito à maneira que esses achados neurobiológicos podem ser repassados aos indivíduos. Especialmente para que seja evitado que predições relacionadas à neuroquímica cerebral se tornem "profecias auto-cumpridas".

Como a bioética, a neuroética demanda um forte embasamento na transdisciplinariedade. Muitos bioéticos não são oriundos das ciências da saúde, mas filósofos, teólogos, juristas e outros profissionais interessados nas aplicações potenciais do conhecimento genético e biológico, tais como a engenharia genética, a reprodução assistida, as células-tronco, morte cerebral, anencefalia, etc.

Qual seria, então, o campo da neuroética? A resposta primeira seria: quando um assunto bioético envolve o cérebro ou o Sistema Nervoso Central. Porém, mais do que isso, a neuroética seria uma disciplina que coloca as descobertas da neurociência no contexto filosófico e social. Seria um esforço para se chegar a uma filosofia de vida embasada no conhecimento cerebral, uma "neurofilosofia", e as questões legais a ela relacionadas, o "neurodireito".

Os pesquisadores e cientistas não podem prevenir antecipadamente todos os usos futuros mal direcionados ou os abusos das suas descobertas científicas. Mas podem refletir sobre as implicações do seu trabalho e tomar alguns procedimentos básicos para prevenir conseqüências negativas ou danosas da aplicação daquele conhecimento. Isso pode ser uma aspiração que impulsione todos a pensar nas conseqüências éticas, sociais e legais do trabalho científico.

Em fevereiro de 1975, muitos dos pesquisadores que atuavam em posições de liderança na tecnologia de recombinação do DNA, o método básico da engenharia genética, reuniram-se no Centro de Conferência Aslomar na Califórnia e declararam uma moratória na sua própria pesquisa até que algumas questões sobre a segurança e os riscos dessa pesquisa pudessem ser respondidas.[107]

---

[107] GREELY, 2002, p. 7.

Nesse encontro, biólogos moleculares, tendo aprendido da experiência dos físicos nucleares no passado, tiveram a coragem de confrontar alguns dos possíveis riscos do seu trabalho.

O conhecimento atual sobre a biologia do comportamento revela que é a interação entre genes e meio ambiente que faz de nós o que somos. Por exemplo, filhos de imigrantes geralmente adquirem não apenas a língua do seu país de adoção, mas igualmente a sua cultura. Estudos demonstram que o fumo na adolescência e as tendências para a violência e a criminalidade dependem mais da influência dos seus grupos sociais do que da herança genética dos seus pais.

Genes e a neurobiologia trabalham na construção do edifício da personalidade, mas o efeito final depende da interação com o meio ambiente. Uma pura descrição genética da espécie humana não descreve um ser humano. Portanto, mesmo que possamos selecionar genes de um embrião, o complexo nível de organização do ser humano é diferente daquele de um embrião, da mesma maneira que o embrião é diferente de um óvulo ou de um espermatozóide. São níveis diferentes de complexidade e interação.

Como diz o psicólogo Adrian Raine,[108] a pesquisa biológica sobre o comportamento violento é politicamente impopular tanto com os grupos políticos "conservadores" como com os assim chamados "liberais". Os conservadores temem que a pesquisa biológica seja usada para exculpar e deixar fora das prisões os criminosos violentos. Os liberais temem que a tecnologia de neuroimagem possa ser usada para etiquetar e deter preventivamente uma pessoa com o perfil de "violento em potencial".

Em geral, é difícil aceitar que a disfunção cerebral ou a biologia possam contribuir para o comportamento violento. Acredita-se que as causas da violência residem na pobreza, no desemprego, nas más influências, e na má educação ou abuso infantil. A pobreza e os maus tratos na infância podem ser detectados e reconhecidos. Os fatores biológicos são invisíveis e intangíveis.

Como coloca Cristina Rauter[109], é necessária a união de várias disciplinas, tanto sociais como "naturais" (incluindo nestas últimas a psiquiatria, a psicologia e a neurobiologia), para se construir uma criminologia mais "humana" e real, e menos vinculada a políticas públicas de

---

[108] RAINE, 1999, p. 11.
[109] RAUTER, 2003.

controle social. Nesse sentido, enfatiza Adrian Reine que os programas de prevenção da violência e criminalidade podem ter falhado em parte por ignorarem sistematicamente o aspecto biológico e psicológico do indivíduo.

Adrian Raine considera que os fatores individuais que predispõem à violência devem ser vistos como uma tendência que requer outros fatores ambientais, econômicos e sociais para se manifestar. E a qualquer fator de risco, fatores protetivos podem ser fornecidos e reforçados, de maneira a neutralizar ou minimizar seus efeitos.

Raine estudou 83 crianças numa comunidade das ilhas Maurício, que participaram de um programa de aperfeiçoamento dos fatores ambientais, na idade de 3 a 5 anos, o qual constava de adequada nutrição, exercícios físicos, programas culturais e atividades educativas. Aos 17 e 23 anos, os indivíduos foram avaliados, demonstrando os mais baixos índices de personalidade esquizóide e comportamento anti-social aos 17 anos e baixa incidência de comportamento criminal aos 23 anos do que um grupo controle.

O estudo conclui que programas de enriquecimento precoce do ambiente, por meio de fatores nutricionais, educacionais e sociais estão associados com baixos níveis de desenvolvimento de comportamento esquizóide e violento, além de baixo comportamento criminal, 14 a 20 anos depois.[110]

Enfatiza-se na atualidade três dimensões do pensamento filosófico na atualidade são: a pluralidade de perspectivas, o diálogo com outras dimensões do conhecimento e a ética. A pluralidade de perspectivas está em ressaltar que nenhuma perspectiva é absoluta, como não existe "a" realidade ou uma "realidade em si", mas infinitos sentidos de realidade, infinitos modos de pensar e sentir o mundo, infinitos sensos. Como diz Giles Deleuze, a filosofia existe para criar sentidos (ou sensos, que seriam marcos de orientação ou construção de caminhos), sendo que nenhum é absoluto e total.

A interdisciplinariedade se traduz no diálogo, sem hierarquia rígida entre as diversas formas doconhecimento. Nesse sentido, Martin Buber[111] diz: "In the beginning is the relation" ("No início está a relação"). E ainda: "All actual life is encounter" ("Toda a vida verdadeira é o encontro"). E o que é essencial é vivido no presente. Buber diz que a

---

[110] RAINE, 2003.

[111] BUBER, 1996, pp 60-64.

relação envolve reciprocidade. O Tu age em mim como eu atuo nele. Nossos alunos nos ensinam, nossos trabalhos nos formam. "Inescrutavelmente envolvidos, vivemos nas correntes da reciprocidade universal".

A terceira dimensão do pensamento filosófico seria a ética, que está por trás de todas as grandes questões da atualidade, sendo o seu fundamento.

Como diz Harper[112], "chame o nome que quiser, mas o trem da neuroética já deixou a estação." O debate foi aberto, e a questão que se coloca é: Enquanto é criado um campo para se levar adiante o debate sobre as descobertas das neurociências, quem está lidando com elas na opinião pública e quem está tomando as decisões? Como vamos responder às questões que estão sendo colocadas? Nas sociedades complexas em que vivemos, a neuroética é um desafio, não uma solução.

---

[112] HARPER, 2002, pp. 320-321.

CONCLUSÃO

Este ensaio buscou realçar a importância dos fatores individuais no estudo da violência. É tempo de uma ética profunda, como a preconizada por Eric Neumann, na qual os valores mais altos não sejam a perfeição ou o bem, mas plenitude e integração. Talvez mais difícil do que reconhecer a nossa imperfeição, que pelo menos tem um certo glamour, é reconhecer a nossa banalidade.

O estudo da violência e da agressividade humanas é o estudo da sociedade partida, desintegrada. As partes esquecidas e negligenciadas do tecido social, assim como os aspectos psicológicos e neurobiológicos do comportamento humano, devem ser aceitos e integrados, caso se queira uma vida individual e social mais plena e menos fragmentada.

Como diz Neumann, "o que o homem necessita é a consciência do mal em si mesmo: de sua própria personalidade, sua própria sombra." Como ensina uma história sufi[113]:

Um homem estava agachado no chão, procurando algo. Um amigo se aproximou e, vendo aquela situação, perguntou:

_ Por acaso você perdeu algo?

_ Sim... perdi uma chave e não consigo encontrá-la.

O amigo de imediato se pôs a ajudar na procura. Após vasculhar e tatear uma região considerável à sua volta, o amigo perguntou frustrado:

_ Tem certeza de que você perdeu a chave aqui neste local?

_ Aqui? Não... não foi aqui que eu perdi, não... Eu a perdi... lá! disse ele apontando para um lugar mais distante.

Indignado, o amigo reclamou:

_ Mas você está maluco? Se você perdeu lá, porque está procurando aqui?

_ Ah... é porque aqui está claro e dá para procurar. Lá está muito escuro!."

O desafio está em se ousar integrar a sombra à luz. Em procurar no escuro, e não se deixar iludir pela luz.

---

[113] BONDER, 2001, p. 78.

Porque a luz ilumina, mas também ofusca. Freud e Jung já mostraram que o ser humano é muito mais (e muito menos) do que aparenta ser. Integrar os escuros, o inconsciente e as sombras é o desafio de ser humano. "Porque a sombra da sombra é a luz"[114].

---

[114] BONDER, Idem, p. 13.

BIBLIOGRAFIA

ACKERMAN, Sandra J. Hard Science, Hard Choices. New York: Dana Press, 2005.

AGNEW, Robert. Why do Crminals Offend? Roxbury Publishing Company, 2005.

ANTONOPOULOS, Georgios A. The Limitations of Official Statistics in Relation to the Criminality of Migrants in Greece. Police Practice and Research. New York: Routledge, n.3, v.6, july, 2005, pp 251-260.

BAUMER, Franklin L. O Pensamento Europeu Moderno. Vol. 1. Lisboa: Edições 70, 1977.

BERMAN, Mitchell E; COCCARO, Emil F. Neurobiological Correlates of Violence. Behavioral Sciences and the Law, New York, 16 (3), summer, 1998.

BONDER, Nilton. Sobre Deus e o Sempre. São Paulo: Editora Campus, 2003.

BRADY, Kathleen. The Treatment and Prevention of Violence. American Psychiatry Association, may, 2000.

BRICEÑO-LEON, Roberto. La Nueva Violencia Urbana de América Latina. Sociologia, Porto Alegre, a.4, n.8, jul/dez, 2002.

BUBER, Martin. Sobre Comunidade. São Paulo: Editora Perspectiva, 1987.

_____. I and Thou. New York: Touchstone, 1996.

CAPRA, Fritjof. O Tao da Física. São Paulo: Editora Cultrix, 1983.

_____. A Teia da Vida. São Paulo: Editora Cultrix, 1996.

CASPI, A., MCCLAY, J. et al. Role of The Genotype in The Cycle of Violence in Maltreated Children. Science, 2002, 297.

CHAUÍ, Marilena. Convite à Filosofia. São Paulo: Editora Ática, 2002.

CHANGEUX, Jean-Pierre and RICOEUR, Paul. What Makes Us Think? Princeton, New Jersey: Princeton University Press, 2000.

CHURCHLAND, Patricia Smith. Brain – Wise: Studies in Neurophilosophy. Massachusettes:

Massachusettes Institute of Technology, 2002.

COURTET, P. et all. Suicide Attempts and the Tryptophan Hydroxylase Gene. Molecular Psychiatry, n.3, v.6, may, 2001.

_____ . Association Between Violent Suicidal Behavior and the Low Activity Allele of the Serotonin

Transporter Gene. Molecular Psychiatry, n.3, v.6, may, 2001.

DAMÁSIO, António R. Em Busca de Spinoza. São Paulo: Companhia das Letras, 2003.

_____ . O Erro de Descartes. São Paulo: Companhia das Letras, 2004.

_____ . O Sentimento de Si. Lisboa: Publicações Europa – América, 2004.

DAMASIO, A.R.; CHANGEUX, J.-P. Neurobiology of Human Values. Berlin: Springer, 2005.

DAMASIO, Antonio and IMMORDINO-YANG, Mary Helen. We Feel, Therefore We Learn: The Relevance of

Affective and Social Neuroscience to Education. Journal of Mind, Brain and Education. Vol. 1, N. 1, mar/2007.

ELIAS, Norbert. A Sociedade dos Indivíduos. Rio de Janeiro: Jorge Zahar Editora, 1994.

FARAH, Martha J. Neuroethics: the Practical and the Philosophical. Trends in Cognitive Sciences, n.1, v.9, jan. 2005.

GALILEI, Galileu. Diálogo Sobre os Dois Máximos Sistemas do Mundo. São Paulo: Discurso Editorial, 2001.

GAZZANIGA, Michael S. The Ethical Brain. New York: Dana Press, 2005.

GREELY, Henry T. Knowing Sin: Making Sure Good Science Doesn't Go Bad. Cerebrum, june, 2006.

GREGG, Thomas R; SIEGEL, Allan. Brain Structures and Neurotransmitters Regulating Aggression. Neuro-Psychopharmacology and Biological Psychiatry, v.25, 2001.

GUERRERO, Rodrigo. Violence is a Health Issue. Bulletin of the World Health Organization, Genebra, n.10, v.80, oct. 2002.

HALPERIN, JM et all. Serotonergic Function in Aggressive and Nonagressive Boys. American Journal of Psychiatry, 151, 1994.

HIBBELN, JR; LINNOILA, M. Essential Fatty Acids Predict Metabolites of Serotonin and

Dopamine. Biological Psychiatry, 44, 1998.

_____ . A Replication Study of Violent and Nonviolent Subjects. Biological Psychiatry, 44, 1998.

HIGLEY, J.D. et all. CSF Monoamine Metabolite. Psychopharmacology, 103, 1991.

_____ . Cerebrospinal Fluid Monoamine and Adrenal Correlates of Aggression in Free-Ranging Rhesus Monkeys. Archives of General Psychiatry, 49, 1992.

KACZINSKI, Flávio e cols. Aspectos da Fisiologia do Triptofano. Revista de Psiquiatria Clínica, 25 (4), 2005.

KUIKKA, Jyrki T. et all. Abnormal Structure of Human Striatal Dopamine. Neuroscience Letters, 253, 1998.

LENARD, Lane. 5-HTP The Natural Alternative to Prozac. Smart Publications, 1.ed,1998.

LEVINAS, Emmanuel. Totalidade e Infinito. Lisboa: Edições 70, 1980.

_____. Ética e Infinito. Lisboa, Edições 70, 1982.

_____. Quatro Leituras Talmúdicas. São Paulo: Editora Perspectiva, 2003.

_____. Entre Nós. Petrópolis: Editoa Vozes, 2004.

LIDBERG, L. Suicide Attempts and Impulse Control Disorder. Acta Psychiatrica Scandinavica, v.101, may, 2000.

_____. Homicide, Suicide and CSF 5-HIAA. Acta Psychiatrica Scandinavica, 71 (3), mar, 1985.

LINNOILA, M et all. Low Cerebral Fluid 5-Hydroxyindoleacetic Acid Concentration Differentiates Impulsive from Nonimpulsive Violent Behavior. Life Sciences, v.33, 1983, pp. 2609-2614.

_____. Cerebrospinal Fluid Monoamine Metabolite Levels in Male Arsonists.Archives of General Psychiatry, v.44, 1987, pp.241-247.

MAGUEIJO, João. Mais Rápido que a Luz. Lisboa: Editora Godiva, 2003.

MANUCK, SB. Aggression, Impulsivity, and Central Nervous System Serotoninergic Responsivity. Behavioral Physiology, 2000.

MARCUS, Steven J. Neuroethics: Mapping the Field. New York: The Dana Press, 2002.

MASTERS, Roger P.; MCGUIRE, Michael T. The Neurotransmitter Revolution. Southern Illinois University, 1997.

MARTENS, Willem H. J. Criminality and Moral Dysfunctions: Neurological, Biochemical, and Genetic

Dimensions. International Journal of Offender Therapy and Comparative Criminology, 46 (2), 2002.

MATTSON, Mark P. Neurobiology of Aggression. New Jersey: Humana Press, 2003.

MOORE, Todd M.; SCARPA, Angela; RAINE, Adrian. A Meta-Analysis of Serotonin Metabolite 5-HIAA and Antisocial Behavior.Aggressive Behavior, v.28, 2002.

MORIN, Edgar. A Inteligência da Complexidade. 3. ed. São Paulo: Petrópolis, 1999.

_____ . Introdução ao Pensamento Complexo. Porto Alegre: Sulina, 2005.

_____ . Ciência com Consciência. 9. ed. Rio de Janeiro: Bertrand Brasil, 2005.

_____ . A Religação dos Saberes. 5. ed. Rio de Janeiro: Bertrand Brasil, 2005.

MORRIS, Jennifer A.; MURPHY, Dennis L. CSF 5-HIAA and Family History of Antisocial Personality Disorder in Newborns. American Journal of Psychiatry, 154: 12, Dec. 1997.

NEW, Antonia S. et all. . Neurobiology and Genetics of Borderline Personality Disorder. Biological Psychiatry, 2002.

NIETZSCHE, Friedrich Wilhelm.Thus Spake Zarathustra. Prometheus Books, 1993.

NOVA ENCICLOPÉDIA BARSA. São Paulo: Encyclopaedia Britannica do Brasil Publicações, 1998, Vol. 5.

PFAFF, Donald W. A Brain Built For Fair Play. Cerebrum, mar. 2006, p. 3.

Police Practice and Research. New York: Routledge, n.3, v.6, july, 2005.

PRASAD, C. Food, Mood and Health. Brazilian Journal of Medical and Biological Research, 31 (12), 1998.

RAINE, Adrian. The Psychopathology of Crime. San Diego: Academic Press, 1993.

_____. Murderous Mind: Can We See the Mark of Cain? Cerebrum, v.1, n.1, spring, 1999.

_____. Effects of Environmental Enrichment. American Journal of Psychiatry, 160:9, september, 2003.

RALEIGH, Michael J. et all. A Dominant Social Status Facilitates the Behavioral Effects of Serotonergic Agonists. Brain Research, 348, 1985.

RAMACHANDRAN, W. S. A Brief Tour of Human Counsciousness. New York: PI Press, 2005.

ROBINSON, Matthew B. Why Crime? New Jersey: Pearson Prentice Hall, 2004.

ROSSBY, Paul. Serotonin Deficit and Impulsive Violence. Cornerstone, fall, 2003.

SATINOVER, Jeffrey. The Quantum Brain. New York: John Wiley and Sons, 2001.

SENASP (Secretaria Nacional de Segurança Pública). Guia Para a Prevenção do Crime e da Violência, Brasília: 2005.

SENTENTIA, Wrye. Neuroethical Considerations. Annals New York Academy of Sciences, 1013, 2004.

SILVA, Jorge da. Segurança Pública e Polícia. Rio de Janeiro: Forense, 2003.

SODERSTROM, H. A Controlled Study of Tryptophan and Cortisol in Violent Offenders. Journal of Neural Transmission, 111, 2004.

SPINOZA, Benedictus de. Tratado Político. São Paulo: Ícone Editora, 1994.

_____ . Ethics. London: Penguin Books, 1996.

STANLEY, M e cols. Attempted Suicide Characteristics and Cerebrospinal Fluide Amine

Metabolites. Neuropsychopharmacology, 15 (6),1986

_____ . Relationship Between Central and Peripheral Serotonin Indexes in Depressed and Suicidal Psychiatric Inpatients. Archives of General Psychiatry, 49 (6), 2002.

THOMAS, J.H.; CHEN. Are Dopaminergic Genes Involved in a Predisposition to Pathological Aggression? Medical Hypotheses, 65, 2005.

VIRKKUNEN, Matti et all. A Tryptophan Hydroxylase Gene Marker for Suicidality and Alcoholism. Archives of General Psychiatry,n.7, v.55, july, 1998.

_____ . Halotype-Based Linkage of Tryptophan Hydroxylase 2 to Suicide Attempt. Archives of General Psychiatry, n.10, v.62, oct, 2005.

WEINBERG, Daniel. Aggression-Related Gene Weakens Brain's Impulse Control Circuits. Health, 03/20, p. 2293, mar, 2006.

www.ingramcontent.com/pod-product-compliance
Lightning Source LLC
Chambersburg PA
CBHW031437210526
45464CB00005B/2234